企业员工
心理健康手册

檀培芳◎著

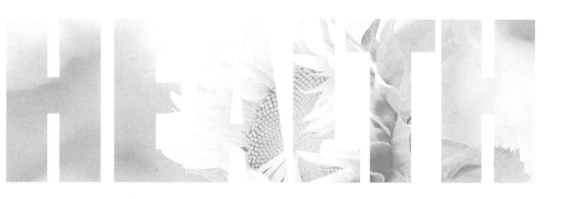

U0308713

石油工业出版社

图书在版编目（CIP）数据

企业员工心理健康手册 / 檀培芳著.--北京：石油工业出版社，2020.9

ISBN 978-7-5183-4004-0

Ⅰ.①企… Ⅱ.①檀… Ⅲ.①职工-心理健康-健康教育-手册 Ⅳ.①R395.6-62

中国版本图书馆CIP数据核字（2020）第077917号

企业员工心理健康手册

檀培芳 著

出版发行：石油工业出版社

（北京安定门外安华里 2 区 1 号100011）

网址：www.petropub.com

编辑部：（010）64523616 64252031

图书营销中心：（010）64523731 64523633

经 销：全国新华书店

印 刷：北京中石油彩色印刷有限责任公司

2020年9月第1版 2020年9月第1次印刷

710×1000毫米 开本：1/16 印张：16

字数：200千字

定价：68.00元

（如出现印装质量问题，我社图书营销中心负责调换）

　　《石油员工心理健康手册（第2版）》一转眼已经出版两年多了，真是弹指一挥间，而这期间又发生了很多变化。我曾在很多基层场站、加油站图书馆或图书角中看到过这本书的第1版或第2版，当员工得知我是作者时，他们兴奋地跟我聊着从书中得到的启发，也问了一些书上没有的内容，同时还希望了解更多相应的知识。

　　石油行业从业者区区百余万，这只是全国企业工作者的冰山一角。石油行业艰苦，员工可能遇到这样那样的心理问题，那电力、核工业、交通、金融……三百六十行，哪个行业不如此呢？欲行万里路、识各行人，就需要投入更大的精力走出去，走到各行各业中去；需要花费更多的时间走进去，走到那些有困惑、有需求的人心里去。于是，近几年，我在几乎走遍中国石油上中下游企业的基础上，又走访了移动通信企业、核工业企业、电力电网企业、铁路建设企业、公共交通行业、金融保险行业、公共服务行业及部分国家部委、地市政法委、公检法系统等，搜集大量案例，把多年来在咨询工作中接触到的管理者与员工比较集中的困惑及难题进行汇总，尽量用通俗易懂的方式解读其中蕴含的晦涩难懂的心理学应用技术，最终写成这本《企业员工心理健康手册》。

　　这本《企业员工心理健康手册》不是心理学的教辅，更不是我走访各个企业的回忆录，而是一本可以拿来就学、学了就用的心理健康指导手册，适合各个层级的管理者、员工及家属阅读。书中虽然不乏一些专业的词藻、难记的理论，但更多还是通俗易懂的语言、有趣的实验、来自企业的故事和身边的案例、理论背后的心理学逻辑。这些是我一步一印走出来的，是一言一语一字一句倾听而得，也是每一个具体实操的有效印证。希望这些现场的经历、访谈的经历、实践的经历，能给读者更直接的启发与触动，使他们能够试着用积极心态、阳光思维去解决形形色色的焦虑和问题。这，就够了。

可喜可贺的是，随着社会的进步、时代的发展，各行各业的企业管理者和员工对心理学的认知都发生了很大变化，许多人认识到心理健康和生理健康同样重要，不再排斥心理咨询，并主动寻求心理帮助，甚至学会以阳光心态共同探讨如何面对压力、应对变革。这样的变化令人鼓舞，也更加坚定了我继续做好心理健康促进工作的信心！

我不敢说我是中国最好的心理学专家，但我可以自豪地说：我是去过现场最多、访谈管理者和员工最多、最了解企业人、最能讲清企业里的故事及采用积极心理学技术帮助管理者和员工的心理学专家。

《企业员工心理健康手册》分为五章，分别是"疫情应对""情绪管理""人际和谐""夫妻关系""亲子教育"。

本书在编写过程中力求实用性、通俗性及趣味性，希望能成为您闲暇时的调剂品、困惑时的魔法棒、沮丧时的兴奋剂。

本书还将借用互联网新媒体技术，将一些心理学的专业辅导及课程放在后台处理，您只需要用手机扫一扫二维码，就能获得更为丰富的资源，简单易用、方便快捷。

企业员工的心声及简要解读

在非洲，明明不是囚犯

为了防止恐怖活动对员工安全的威胁，在国外的工程施工单位雇用了当地武装力量进行安全保卫。员工居住的营地周围有保安，每天乘坐大巴到工地，前后都有军队护卫，晚上回来乘坐的大巴车也被军队紧紧护卫着。有些员工感到很不自在，问我，你说我们这不像犯人一样了吗？

心理学简要解读：如果你想象自己是犯人，那心里当然会不舒服啊！你可否想象一下，在国内，除了犯人，还有一些人也是有军队护卫的呀？什么人呢？把自己想象成这一类的人。在国外施工时居然享受如此高的待遇，是不是心里就没有那么不自在了？也许你还偷着乐呢！

出发前，明明舍不得

有一天上班，我碰到了一个同事，眼睛红红的，一看就是哭过。我问了才知道，她爱人过几天要出国工作了，可是这两天在家里总是挑刺，挑这个东西放得不是地方、挑那个事情办得不漂亮、挑她不会管孩子，等等，气得她哭了好几回，抱怨着说爱人怎么都要走了还横挑鼻子竖挑眼，看什么都不对！

心理学简要解读：你知道小朋友刚离开父母的时候会哭闹不安，人们都知道那是分离焦虑。在现实生活中，成人的分离焦虑也是多见的，尤其是关系好的夫妻。企业员工夫妻有很多不在同一个城市（两地分居）。丈夫休假时做了很多家务，非常呵护妻子儿女，这不光是责任感使然，其实也是很有成就感的。他要出国了，放心不下母子俩嘛，担心、焦虑、不安，自然就表现在看你什么都不对了。要感到幸福才是啊！多好的丈夫！

电话里，明明还想说

有个朋友告诉我，他常年在外工作，只能通过经常给家里打电话的方式问问情况，关心一下孩子，但总是老生常谈地寒暄几句之后就没话讲了，但又不舍得放电话，想多聊几句，又不知道说什么。跟孩子聊也总是那几句：爷爷好吗？奶奶好吗？学习用功吗？听话吗？孩子也抱怨：爸爸，你怎么总是这么几句啊？

心理学简要解读：我们常说"要说孩子爱听的话""要听孩子爱说的话"，其实就是先从三个要点开始做起。第一，跟孩子打电话的时候，多听孩子说，自己少说；第二，如果跟孩子表达意见或建议要用肯定的、鼓励的、欣赏的甚至赞美的语言，少用批评、指责、约束、训导的语言；第三，谈孩子感兴趣的话题，而不是自己感兴趣的话题。

对同事，明明想友好

在一个机械制造厂里，有个员工问我，您是教授，您给评评理！我们一起转业回来的战友，因为两口子同时下岗，老婆又把钱一股脑儿投进股市中，造成生活窘迫。我带着同事凑钱买米、买面一块儿送到他家，他当时还感动得哭了！事后他慢慢翻身了，可是再也不跟我们这帮战友和同事来往了，您说他是不是没良心？

心理学简要解读：每个人都需要有面子，而面子的本质是社会对个人道德、能力、成就的认可。当这个战友处于窘境时，也许你带着同事凑钱买的米面去看他，将来他还能继续跟同事往来。但一拨人一股脑儿带着米面去他家，尽管很友好，但采用的方式伤了他的自尊啊！他面对你们的时候心理感受会怎么样呢？

目 录

第一章
疫情应对：别从糟糕变成危机

　　危机事件是出乎人们的意料而发生的突发事件，意味着平衡稳定的破坏，会引起混乱、不安。危机的出现是因为个体意识到某一事件和情景超过了自己的应付能力，而不是因为个体经历的事件本身。2020年"新冠肺炎"疫情的发展超出人们的预期，给人们带来了各种各样不安的身心反应。本章结合"新冠肺炎"疫情和平素我们遇到的危机突发事件，来探讨如何做好心理危机干预，提升自我应对能力。

第二章

情绪管理：别让情绪操控了你

请问你有这样的体会吗？心情好时，做什么事都得心应手；而心情不好时，做什么事都不顺利？在生活中，你是否一遇到不高兴的事情就垂头丧气？在工作中，你会不会一有压力就烦躁不已？这是情绪在作祟，情绪左右了我们，我们成了情绪的奴隶。在本章我们谈谈情绪的来源、情绪对我们的影响以及如何管理情绪，从而帮助我们快乐地工作、健康地生活。

第三章

人际和谐：别输在不懂人情世故上

心理学研究表明，人际关系在我们的生活中有举足轻重的作用。与他人建立良好的人际关系，不仅可以缓解我们在工作、生活中的孤独与寂寞，还对我们的身心健康有着不可替代的影响。本章把大家常见的问题用心理学原理进行分析和阐释，并结合实际，介绍一些心理学的技巧与方法，从而促进人际和谐。

第四章

夫妻关系：别让家成为战场

　　我们曾经做过研究，发现婚姻适应、夫妻关系、婆媳问题等情感问题与工作效率有直接关系。家庭的稳定与夫妻和谐、子女的教育与健康成长等成为各级各类人员普遍关注的问题。我们将在这一章中用生活中的事例、故事来讲述男女心理的差异，帮助大家用心理学的技巧促进夫妻关系、恋人关系及家庭成员之间的关系，达到家庭和谐。

第五章

亲子教育：别让孩子伤在童年

孩子是一本书，父母既是这本书的责任编辑，又是这本书的忠实读者。在本章中，我将员工常找我咨询的父母教育子女的烦恼、纠结与"挣扎"汇集起来，用心理学原理讲述及解释孩子的行为和家长的不安，为家长提供一些有针对性、好操作的解决方案，让家长学会怎样应对相似的情景。

第一章

疫情应对：
别从糟糕变成危机

危机事件是出乎人们的意料而发生的突发事件，意味着平衡稳定的破坏，会引起混乱、不安。危机的出现是因为个体意识到某一事件和情景超过了自己的应付能力，而不是因为个体经历的事件本身。2020 年"新冠肺炎"疫情的发展超出人们的预期，给人们带来了各种各样不安的身心反应。本章结合"新冠肺炎"疫情和平素我们遇到的危机突发事件，来探讨如何做好心理危机干预，提升自我应对能力。

第一节

渡不过是危机，渡过了就是机会

要了解危机，必须首先了解一个词："应激"，这是个人面临或觉察环境变化对自己有威胁或挑战时做出的适应性和应对性的反应过程。危机是指超越个体或者群体承受力的事件或境遇，导致个体处于心理失衡状态。换句话说，危机是指个人运用固有应对应激的方式或机制仍不能处理目前所遇到的外界或内部应激时，表现出一种偏离常态的反应。

接下来介绍一下心理学者对危机的分类，主要有四类。

第一类是发展性危机。指在正常成长和发展过程中出现的具有重大人生转折意义的事件，导致个体出现的异常反应。如大学毕业面临择业问题，人到中年面临职业的变换，临近老年面临退休问题等。发展性危机一般认为是正常的，但也因人而异，有些个体在面对人生的重要转折时因应对能力有限也会出现危机。

第二类是情境性危机。指对于异乎寻常的事件，个体无法预测和控制时出现的危机。情境性危机常具有突发性、震撼性、强烈性和灾难性等特点，经历的人可产生强烈的情绪体验。比如，亲人突然去世，遭受暴力袭击、绑架、严重车祸等事件都属于此类。

第三类是存在性危机。指对有关人生目的、自由、责任、生命意义等重要人生问题所出现的内心冲突和焦虑。可以基于现实，也可以基于后悔，或持续性空虚无意义感等。比如，当一个人 60 岁时意识到自己一辈子碌碌无为，在面对人生的存在意义上产生危机感。另外，当人处于逆境中时，也容易思考人生意义等方面的内容。

第四类是环境性危机。这是生态系统的观点，是指当自然或人为的灾难降临到某人或某一人群时，这些人身陷其中，反过来又影响生活中的其他人。环境性危机包括自然灾害、传染性疾病的暴发、政治危机及经济危机等。

2003 年的 SARS 事件、2012 年的中东呼吸综合征（MERS）、2014 年西非埃博拉病毒感染，以及近期的"新冠肺炎"疫情，都属于此类中传染性疾病的暴发危机。

危机之所以是危机，是因为它是未知的，而且是常常会突然降临的事件。

估计谁也没有想到新型冠状病毒性肺炎会如此来势汹汹，病毒的传播能力远超想象。面对这次突如其来的"新冠肺炎"疫情，全国上下齐动员，开展了联防联控行动应对危机，企业、医院、社区等全部投入了这场看不见硝烟的"防疫战"中。

我们所说的"新冠肺炎"，是 2019 新型冠状病毒（COVID-19）感染、侵犯人体肺组织而导致的肺炎，严重者会导致多脏器衰竭。呼吸道飞沫和密切接触传播为主要的传播途径，人群普遍易感染，大多数感染后潜伏期多为 3~7 天，也有超过 14 天的病例。初始症状大多具有发热、乏力、干咳的表现。少数患者可有鼻塞、流涕、腹泻等症状，部分患者仅表现为低热、轻微乏力等。重症病例在感染后出现呼吸困难，严重者可快速进展为急性呼吸窘迫综合征——在胸片上看到的就是医生常说的"白肺"，甚至出现脓毒症休克、难以纠正的代谢性酸中毒和凝血功能障碍。

同大多数病毒感染一样，"新冠肺炎"也是自限性疾病，即依靠机体的免疫力杀灭病毒，但也不能掉以轻心，支持疗法很重要。根据经验表明，即便不幸被传染了，只要及时报告，积极配合治疗，绝大多数患者都能痊愈。

一个人乃至一个国家在成长的道路上难免遭遇危机。遭遇危机当然不是一件好事，但如果当事者能有力应对，则不仅可以力挽狂澜，转危为安，甚至还可能使危机转化为机遇。

"危机"其实一直都包含着两方面的内容："危险"和"机遇"。只是我们常常被动地只看到"危险"，而忽略或没有主动发现"机遇"。危机既然已经发生了，人们会叹息、会沮丧，但还要做的就是用心捕捉危机中的转机，从而走向一个新的开始，走向更美好的未来。

扫码看视频

疫情期间，人们的情绪谱

第二节

危机时的不同反应，决定不同结局

不管哪种危机都会给员工带来一系列消极反应，这些反应很正常，也会持续一段时间。这些消极情绪如果处理不好，对危机应对会产生较大阻力，如能处理好这些情绪，辅以恰当引导，可以逐渐使员工从"不愿面对"转为"积极参与"，做到笑对危机、应对变化、提升能力。

人是具有习惯性的高级动物，需要安全感。当我们吃熟悉的食物、去熟悉的地方、做熟悉的事、跟气味相投的人在一起，自然会很舒服，也会有安全感。一旦这个模式变了，比如危机到来，要吃没吃过的食物、要到陌生的环境中、要过不熟悉的生活、要与没接触过的人打交道，人的压力感会陡然升高，会出现抵触、愤怒、恐惧、冷漠或震惊的消极情绪。

危机情况下，涉及大脑的多个脑区被激活，可引起众多心理现象，如果简单区分，可分为积极的心理反应和消极的心理反应两方面。

积极的心理反应表现为大脑皮层使觉醒水平增加，感觉灵敏，知觉准确，思维敏捷，认知评价清晰，注意力集中，行动果断，情绪紧张高亢。

消极的心理反应表现为过度紧张、焦虑不安，认知水平降低，情绪波动大，思维混乱，行动犹豫不决，判断力与决策能力降低。

我们再介绍更深层次的知识。危机应对过程中的心理反应涉及情绪、认知及行为三方面，而这三方面的反应不是孤立的，通常是双向调节，构成一个反馈回路系统。

情绪性危机反应

每个人在不同应激源的刺激下，产生不同程度的情绪反应，常见的情绪反应有以下四个。

1. 焦虑

焦虑是最常出现的情绪性应激反应。当一个人预感危机来临或预期事物的不良后果时，出现紧张不安、急躁、担忧的情绪状态，就是"状态焦虑"，是由应激源刺激引发的。还有一种为特质焦虑，指无明确原因的焦虑，与焦虑型人格有关。适当的反应性焦虑可以提高人的觉醒水平，是一种保护反应；而过度和慢性的焦虑则会削弱个体的应对能力和导致自主神经功能紊乱。

2. 抑郁

消极、悲观的情绪状态表现为兴趣活动减退，言语活动减少，无助或无望感强烈，自我评价降低，严重者出现自杀行为，可能由丧失亲人、离婚、失恋、失业、遭受重大挫折或长期慢性躯体疾病引发，属外源性抑郁，也就是说是因为危机事件引发的。还有一种为内源性抑郁，需要转介到精神专业医院就诊，这里我们不做讨论。

3. 恐惧

企图摆脱有特定危险的情境或对象时的情绪状态。适度的恐惧有助于激活警觉期动员途径，使注意力集中而防御风险，但常常缺乏应对的信心，表现为逃跑或回避，严重时出现行为障碍和社会功能受损。

4. 愤怒

这是与健康和疾病关系最直接、最密切的应激情绪反应。表现为易被激惹，一点小事就暴跳如雷，烦躁，有冲动行为等。

实际上，危机情景能唤起焦虑、恐惧、愤怒、受挫感、冲突、压力、伤害、悲伤、迷惑、力不从心、内疚、羞耻、孤独、抑郁等几乎所有种类的负面情绪。负面情绪反应还可与其他心理行为活动产生相互影响，使自我意识变狭窄、注意力下降，判断能力和社会适应能力下降等。

认知性危机反应

危机状态下会唤起注意和认知，以适应和应对外界环境变化，但应激较剧烈时，认知能力普遍下降。常见的认知性应激反应表现为意识障碍，如意识模糊、意识范围狭小；注意力受损，如注意力集中困难、注意范围狭窄等；记忆、思维、想象力减退等。认知能力下降的一个解释是应激下唤醒水平超过了最适水平，会影响认知功能。

为方便理解，现简单介绍几种认知性应激反应。

1. 偏执

遭遇危机的人在应激后出现认知狭窄、偏激、爱钻牛角尖，平日非常理智的人变得固执、蛮不讲理。也可表现为过分的自我关注，注意自身的感受、想法、信念等内部世界，与外部世界脱节。

2. 灾难化

经历危机事件后，过分强调事件的潜在因素即消极后果，引发了整日惴惴不安的消极情绪和行为障碍，什么事都做最糟糕的解释。

3. 反复沉思

不由自主对应激事件反复思考，阻碍了适应性应对策略，如升华、宽恕等机制的出现，使适应受阻。这种反复思考常带有强迫症状的性质。

4. 闪回与闯入

经历严重的灾难性事件后，生活中常不由自主地闪回灾难的影子，活生生的，就好像重新经历一样；或者是脑海中突然闯入一些灾难性痛苦情境或思维内容，而且挥之不去。此为创伤后应激障碍的重要症状特点。

行为性应激反应

当一个人经历危机后，常自觉或不自觉在行为上发生改变，以摆脱烦恼，减轻内在不安，恢复与环境的稳定性。 积极的行为性应激可为当事人减少压力，甚至可以激发本人的能动性，激励自我克服困难，战胜挫折。而消极的行为性应激则会使当事人出现回避、退缩等行为，包括应对策略及防御机制。应对策略是指人们有意识地采取行动，如对危险的回避；防御机制指对危险无意识的反应。

心理危机就是人们在危机中出现心理状态的失调。这里要提醒的是危机中的这些反应，只要发生时间短暂，都是正常的，心理学家常描述为"是正常人在非常态下的正常反应"。

对大众而言，"新冠肺炎"病毒肆虐无疑是一次群体性的危机过程，伴随着疫情逐渐被大家认识，人们都经历了不同的心理变化。

很多人从最初震惊、难以置信，到否认、拒绝承认，再到无法接受现实、万分痛苦、愤怒、绝望、无助等，这一系列过程中的某个心理感受或许比较长，或许很快能渡过。例如，一开始不愿意戴口罩、不愿意待在家里等。

这是为什么？因为每个人都有"自我"或者说"我"，当一件事情不在"我"预期内时，"我"需要花一些时间调整，然后才能把这件事容纳进来。疫情暴发，当这样的灾难降临，人们更需要一个调整的时间和过程。

这个过程可以分为 4 个阶段。

抗拒期：不相信，不可能，怎么会？

吸收期：不断确认信息，刷手机看消息、看数据等各种信息。

消化期：确定真的有疫情，情况很严重，而且距离自己并不遥远，开始出现各种负面情绪，如焦虑、不安、恐惧、担心、愤怒等。

应对期：厘清了现状，了解了事实，慢慢开始了自我应对。比如，按照专业的指导和要求做好防护，阻断传播途径等。

根据外部真相而做出的应对行为，就是有效、积极、主动的；而根据内在想象而做出的应对行为，可能是紊乱、不符合现实、多变的。

自我强大的人会在危机的各个阶段迅速调整，并且一直保持自我功能。自我虚弱的人调整得会慢一些，容易使用一些严重的自我防御机制，甚至失去自我调节功能。如果一个人能大致了解这几个阶段，他对事情的应对也会更加淡定，能更快实现自我调节。

学者研究发现，心理危机一般有四种结局：第一种是顺利渡过危机，并学会了处理危机的方法策略，提高了心理健康水平；第二种是渡过了危机但留下心理阴影，在今后的社会适应中有所波动；第三种是经不住强烈的刺激而自暴自弃；第四种是未能渡过危机而出现严重心理障碍。

　　哪些人不易渡过危机并容易出现心理障碍呢？在接下来的内容中我们会重点谈及。

扫码看视频

平稳呼吸练习

第三节

遭遇危机不可怕，心理危机才可怕

我们知道，人们遇到危机会有各种各样的情绪、认知、行为反应，只要是时间短暂、程度较轻，对工作和生活功能损害不严重的，都是"正常人在非常态下的正常反应"。

怎么才知道自己的反应是否在正常范围呢？或者说什么样的反应是过度了？

我们前面介绍了危机中的情绪、认知、行为反应。一般来说，这些反应在初期的时候都有可能出现，但会慢慢减少，程度也会减轻，时间周期大约是一个月。

心理学家普遍的研究结果显示，境遇性危机的影响通常为自限性，多于 1—4 周内消失。预后取决于个人的心理弹性、适应能力和主动作用，以及他人得当的帮助或干预。

如面对"新冠肺炎"疫情，每一个人既可能被感染病毒（身体方面的），同时还可能感染恐慌（心理方面的），所以说应对这场危机，我们所有人面对的是"身心双战役"！

危机中，我们如何评估自己的反映是否恰当呢？危机中的情绪评估要从三个维度着手。

第一个维度：恰当。

每个人遇到一件事都会有一种情绪反应。比如，一个人莫名其妙被别人劈头盖脸地臭骂一顿，他这个时候是什么心情？不开心、生气；一个人在"新冠肺炎"期间感冒了，他想去医院，但担心被病毒感染，他的反应会是害怕、担心。这些反应都是恰当的。

第二个维度：适度。

如果被骂了一顿，结果就像老话儿形容的"气吐了血"，虽然反应恰当，但不适度。《儒林外史》中讲述了"范进中举"的故事，范进赶考非常坎坷，千辛万苦终于考上了举人，他当然很开心，但竟然高兴"疯了"。所以说，范进的情绪是恰当的，但是不适度。

第三个维度：淡化。

每一个人尽管因为某件事产生了情绪，但随着这件事情的久远，情绪会趋向于变淡。比如，两个月以前，某个人被领导骂了一顿，他当时"气得一口鲜血就喷了出来"，两个月之后又提起这件事时"一口鲜血又喷了出来"，这就说明他的情绪调节有问题。

某个人的情绪是不是恰当，是不是适度，有没有逐渐减轻、淡化，都是我们判断的依据。

在我们前面提到的发展性危机中，也有三个原则来帮助你做出判断。

第一个原则是横向评估：和周围人群做比较。

一件事摆在大家的面前，大多数人的反应是什么样的，个别人的反应和别人不同，那么这个人就要被特别关注。

第二个原则是纵向评估：和过去习惯比较。

如某个人一直是比较内向的，突然夸夸其谈，话变得非常多，你千万不要以为他变开朗了，这种"一反常态"，也是需要特别关注的。

第三个原则是匹配评估：发展与成长是否与角色要求和谐一致。

我们每个人都有一个从小到大、从生到死的发展过程。从生下来到开始会吃奶、会走路、上幼儿园、上小学、上中学、上大学等，这都是一系列的发展过程，在这个发展过程中心理能力不匹配的时候就会出现危机。之后进入职场，从学生到职场人角色的转换，新员工逐渐变成能独立承担任务的员工，也需要心理能力提升。当普通员工提升为管理者时，也有一定的适应困难，能否进入管理者的角色，能否把任务导向型思维转换成关系导向型思维，决定了一个人能否胜任这个管理岗位，不胜任也是危机。

企业里还有很多干部有管理经验，总结出顺口溜："吃饭看饭量、干活看干劲、走路看精神、睡觉看翻身。"这些都是判断员工是否需要心理关注的参考指标。

那么，在遇到"新冠肺炎"疫情等危机的过程中，自己该如何评估呢？

首先，建议做好自我觉察，明确自己是什么心理现状。无论是什么状态，都要做到自我接纳。

从 2020 年 1 月 22 日拉响警报开始，疫情持续数月，影响遍及全国。因疫情披露所引起的最开始的不安，称为第一波社会心理不安，是因为人们生命受到威胁产生的不安，引起恐慌与偏差行为。

这是疫情迅猛发展的非常时期。疫情感染人数在飞速增长，自己不得已、担心、焦虑、害怕都可以理解，换句话说，如果此时还无所畏，那也是不恰当的。医学专家一遍一遍地强调做好防护，真的是希望大家提高警惕，有所警觉，通过做好防护阻断传播途径。

其次是要评估自己的情绪反应是否过度。一般而言，担心、害怕等情绪的程度不重，都属于适度。非常时期，每个人都不知道谁是下一个感染者，担心、害怕、恐惧是天性，自我保护是人的本能。你是，我是，他是，大家都是。

在防疫措施上，除封城之外，启动了蜂巢式的封区与封村等措施，对疫情扩散的管控起到了更大作用。疫情暴发20多天之后，已基本被管控在武汉及湖北各地，疫情扩散的趋势已严管严控，民众居家的防疫信息与行动已执行一段时间，第一波的社会心理不安，如焦虑、恐慌的心态已逐渐平息。

随着若干城市交通逐渐恢复，人潮开始往城市移动。开工、开学的日子逼近，人们的心态开始了第二波浮动。第二波社会心理不安与环境不够安全有关。比如，担心身边的人是否健康，是否携带病原体，太靠近是否有危险，这些担忧还容易引发"人际疏离"或"人际冲突"的反应性或回避性行为，也属于正常心理反应和行为偏差。

随着对病毒研究的不断深入，疫情信息逐渐明朗，政府措施不断完善，大量资源和人员投入抗疫战斗中，人们的状态都在慢慢改善。随着商场错峰营业，工厂复工复产，由疫情带来的损失和人们的心理不安会慢慢缓解。

当疫情还没有被彻底控制的情况下，不安的情绪还会存在并会有所波动起伏。当疫情得到控制后，大众的心理状况逐渐恢复平静，危机就会安然渡过。

扫码看视频

《肖申克的救赎》片段的误读

第四节

危机当前，我们应该怎么做

危机到来之际，会给很多人带来不同程度的心理冲击，危机干预常通过提供及时而短期的支持和关怀，使干预对象在短时间内恢复失衡的心理状态，重新适应生活。

危机评估是实施危机干预的首要步骤，也是实施危机干预的重要部分。在干预初期，危机干预者必须对干预对象的情绪、认知、行为和躯体功能活动状况，危机事件的严重程度，当事人自伤、自杀或他杀的可能性，可利用的资源以及可供选择的应对方案进行全面评估。

针对2020年"新冠肺炎"疫情的危机，主要影响人群可以划分为四级。

第一级人群："新冠肺炎"确诊患者（住院治疗的重症及以上患者），疫情防控一线医护人员，疾控人员和管理人员等。

第二级人群：居家隔离的轻症患者（密切接触者、疑似患者），到医院就诊的发热患者。

第三级人群：与第一级、第二级人群有关的人，如家属、同事、朋友，参与疫情应对的后方救援者，如现场指挥、组织管理人员、志愿者等。

第四级人群：受疫情防控措施影响的疫区相关人群，易感人群，普通公众。

在这场"新冠肺炎"疫情中，全国所有的省、市、自治区都发现确诊病例，全国 14 亿人都是受影响人群。

心理危机干预的重点应当从第一级人群开始，逐步扩展，一般性宣传教育要覆盖所有人群，有必要对受影响人群开展危机干预。

危机干预是对处于困境或遭受挫折的人予以关怀和短程帮助的一种方式。危机干预和心理咨询不一样，危机干预是要让受影响的群众在情绪十分混乱和不稳定的状态下安静和稳定下来，而不是挖掘他们内心深处的伤痛。最重要的原则就是要尽可能快地让对方"正常化""稳定化"。在疫情到来时，以前受过类似伤害的人、有精神障碍的人，甚至健康的人，他们都可能受到疫情影响，他们一时之间没有能力处理这么严峻的情况，危机干预者要做的就是帮助对方在一个较短的时间内使其能够管理自己，安全地重新面对他们的问题，这就是危机干预，本质上是心理支持。

因此，每个人都有必要了解"新冠肺炎"的基础知识和预防知识，了解国家关于疫情的相关通报和部署，了解当地对于联防联控所采取的措施，也要了解自己所在的地区对疫情的认识程度。这些都是在危机干预中需要做的知识储备。

疫情千变万化，应对防控措施也在不断地变化，这就要求每个人都要花足够的精力了解这些变化，比如，"新冠肺炎"的诊疗标准在短短数月内已经更新到第八版了。

针对突如其来的"新冠肺炎"疫情，对于受危机影响的人群，其心理援助重点主要是运用稳定情绪技术。

1. 倾听与理解

以理解的心态接触服务对象，给予倾听和理解，并做适度回应。从共情的、无威胁性的陈述和询问开始，使当事人能够更容易与危机干预者分享他们内心的感受和想法。比如，"能告诉我发生了什么事情吗？""能否告诉我这件事对你意味着什么？"从一般性问题开始，然后再集中到特殊的细节上。要注意不要将自身的想法强加给对方，比如，"你就是太紧张了""你简直是自己吓唬自己""你想太多了"等，这些都属于评判，是不恰当的。倾听的姿态、语态是很好的支持手段，让对方觉得有人愿意听，有人试图理解他。合理利用"哦？""后来呢？""然后呢？"等语句。

2. 增强安全感

在短时间内尽可能收集有效信息并分析出症结所在就变得非常重要，目的是减少服务对象对当前和今后的不确定感，使其情绪稳定。比如，你可以问："你有没有做到'宅''戴''洗''通''寡''拒'？"当你跟对方做这样的交流时，对方也在慢慢厘清自己，当他自己得出恰当的结论，他就会去解决。有的时候你还可以问："你最严重时是什么样子的？"也许对方想想也不过如此。

有些人的工作环境会有很多人出入，如超市、加油站、菜市场等等，当来来往往的人很多时，确实不知道谁就是病毒携带者，担心自己被感染的反应也很正常，至少说明有起码的警觉。

3. 适度的情绪释放

运用语言及行为上的支持帮助服务对象适当释放情绪，恢复心理平静。比如，对方说着说着就哭了，如果你在对面，千万不要马上有动作，要让这个情绪继续，除非他已经很狼狈在找东西掩饰，你再递上纸巾之类的，不然会打断他的情绪释放。

如果是在电话里，你可以适当地有一点动静，让他感到你没有挂线，且不能太明显，比如，吸一下鼻子，发出些呼吸声，但避免叹气。

4. 释疑解惑

对于服务对象提出的问题给予关注、解释及确认，减轻疑惑。在这一时段，就是要告知对方现在的疫情现状和传播规律，我们志愿者知识储备越多，就会越笃定地告诉对方与疫情相关的知识，让对方心安气静。

你肯定看到电视上有介绍口罩怎么戴，手怎么洗，出门、进门怎么做，衣服怎么脱。遵循专家的指导去做，提高掌控感。

5. 实际协助

目的是给服务对象提供实际的帮助，协助服务对象调整和接受因危机事件改变的生活环境及状态，尽可能地协助他们解决面临的困难。

6. 重建支持系统

强调让重点人群确认可以从外界得到帮助，有人关心他，可以提高他的安全感 。帮助重点服务对象与主要的支持者或其他的支持来源（包括家庭成员、朋友、社区的帮助资源等）建立联系，获得帮助。让重点人群确认自己的社会支持网络，明确自己能够从哪里得到相应的帮助，包括家人、朋友及社区内的相关资源等。 画出能为自己提供支持和帮助的网络图，尽量具体化，可以写出他们的名字，并注明每个人能给自己提供哪些具体的帮助，如情感支持、建议或信息、物质方面等等。

7. 提供心理健康教育

目的是提供危机事件常见心理问题的识别与应对知识，帮助重点人群积极应对，恢复正常生活。帮助他们思考选择积极应对方式的个人应对能力；思考采用消极应对方式会带来的不良后果；重点人群有目的地选择有效的应对策略；提高个人的控制感和适应能力。

值得注意的是，对大众传播相关心理学知识的专业人士或志愿者，要根据大众现状进行相应的心理学普及知识，可以预测可能出现的心理现象，但不要过早提出来。学过医的人知道一个词——"三年级病"，就是医学生在一年级时学习生理，学习解剖；二年级学习病理，学习人体系统；到了三年级开始学习症状学，就会发现学到哪个系统就觉得自己哪个系统有病。所以知识的普及也要因人而异。

在危机时段内，做喜欢的事和必要的事，意味着一个人在做"我"喜欢的事，能滋养"我"，要是做"我"能控制的事，则给了"我"力量和保护。二者结合在一起，人的自我功能就重新恢复了。

扫码看视频

危机中的谈话策略

第五节

下次危机前，我们该学会什么

恩格斯说过："没有哪一次巨大的历史灾难不是以历史的进步为补偿的。"

心理危机对于员工的心理会造成巨大的伤害，即便管理者及时进行恰当的心理干预，伤害有时也无法避免。对于员工的心理危机，防范永远强于补救，与其亡羊补牢，不如未雨绸缪。

危机管理日常化

用世界卫生组织（WHO）的话来说，每一次危机对心理健康服务事业都是一个很大的推进。每当社会发生各种紧急情况，尽管有其悲剧性的性质，对于心理健康都有着不利的影响，可是对所有需要帮助的人而言，构建更好的心理健康系统也是一个好的机遇。

什么是"危机管理日常化"？

人不能完全或者始终生活在安宁、平和、没有危机的环境中，具备居安思危的意识是有必要且有益的，毕竟风险中暗藏着机遇。

我们现在要做的就是危机慢慢渡过以后，把个人、家庭、企业机构的危机干预的经验搜集起来系统整理，将来就可以造福人类、造福社会，这就是危机管理日常化。

在每一次的危机过后，我们都需要复盘，认真反思一下：通过这次危机，我们知道了什么？做了什么？做得怎么样？如果今后还会遇到这种情况，怎么能做得更好？这是我们每一个危机处理以后要真正讨论的问题。

1. 帮助员工找准职业定位，事前阻止发展性危机的产生

前面已经说了许多员工可能产生的心理危机，有一部分是由于员工对自己在企业中的定位并不明确，角色和能力不匹配所导致的。虽然说找准职业定位是每个员工自己的事情，然而管理者也有责任帮助他们实现最准确的职业定位，提升能力，减少发展性危机的产生，这对于企业本身也是有益无害的。

常用的方法：纠正员工认知，让员工认识到工作是一种生活方式，而非生活所迫；培养员工的自信，有自信的员工才能准确捕获自己的位置；帮助员工树立目标，职业目标与企业目标保持一致能让员工真正确定职业定位；帮助员工找到他们的核心竞争力；做好员工职业规划，照亮员工的未来。

2. 与员工共渡难关，让企业成为他们最坚实的后盾

在很多企业对员工进行的文化宣传中，都会有这样一个核心思想：与企业共患难。培养出能够与企业同甘共苦的员工是很多管理者的目标与期望，也是每个企业得以发展与壮大的重要因素。然而，当管理者把"员工应与企业共患难"的口号挂在嘴边时，是否想过企业同样应该做到与员工共渡难关，成为员工最坚实的后盾。

任何患难与共联盟的建立都需要双方彼此付出同等的真心。因此，只有企业真心想成为员工的最坚实后盾，在员工遭遇工作和生活中的困难时伸出援手，与其共渡难关，才能够真正赢得员工的忠诚，从而使企业在遇到困难时能够获得员工无私的支持与帮助。

3. 帮助员工寻找危机中自己应对的优势资源

管理者或者专业人士与员工一起讨论在灾难发生后，你都采取了哪些方法应对灾难带来的影响？如多跟亲友或熟悉的人待在一起，积极参加各种活动，保持以往的作息时间，做一些可行且对改善现状有帮助的事等；避免不好的应对方式，如冲动、酗酒、自伤、自杀等。

可以用到积极支持性的赋能问话技术：应对问句、关系问句、例外问句、结果问句、刻度问句。这些都是有赋能作用的积极支持性提问，帮助他人寻找在应对压力、应对挑战中已有的资源，唤醒对方的行动力。

扫码听音频

高效赋能的提问术

危机管理流程化

危机干预要建立的基本步骤和流程。

第 1 步：明确危机问题。进行危机干预的第一步是需要从当事人的角度理解和明确所面临的危机是什么，使用有效的提问技术和积极倾听技术，设身处地地理解什么样的事件使当事人处于危机中。在关注言语信息的同时，也需要非常注意当事人非言语的信息。

第 2 步：确保当事人的安全。指尽可能将当事人在身体或心理上对自己或他人造成危险的可能性降到最低，这是进行危机干预最重要的内容。从当事人人身安全及心理安全的角度，对当事人的自杀或他杀的可能性、危机事件的严重性和紧迫性、当事人面对危机的调节能力及危险性等方面做出评估，必要时告诉当事人会有更好的方案替代目前表现出的冲动性和自我毁灭行为，并采取适当的措施确保安全。如将有自杀倾向的病人收入院；将遭遇家庭性创伤或暴力的当事人转移到安全场所；让受灾人群迅速地撤离灾难现场，避免暴露于与创伤有关的情境；避免孩子与主要照顾者之间不必要的分离；国外恐怖事件中的撤侨行动；传染病暴发时的隔离监护等。

第 3 步：提供支持。支持意味着危机干预人员更多地给予受灾者或危机中的人理解和陪伴；支持也意味着在必要的时候，要帮助其寻求法律等援助；支持还意味着要帮助当事人寻找其生活中的积极资源。 危机干预者以一种无条件、积极关注的态度，通过言语和非言语的行为，让当事人感到危机干预者是真正关心他、在乎他的人，使当事人相信他的事情就是危机干预者的事情。此外，支持还意味着要关注当事人的家庭成员、朋友和其他重要的人，在需要的时候给予他们一些必要的帮助和相关的健康教育。

第4步：提供可选择的方案，同时方案要可变通，有替代方案。帮助当事人寻找目前可供利用的各种可供选择的方案，寻求有效的环境支持、应对机制和积极的思维方式。如对于无家可归的当事人，可建议联系其亲友，或向政府有关部门寻求帮助，以找到临时的居住场所。

第5步：制订新计划。和当事人商量及讨论，帮助当事人制定出一个切实可行的应急方案，以促使当事人尽快恢复心理平衡，顺利渡过危机状态，使其慢慢脱离依赖。

第6步：获取承诺。促使当事人对自己做出承诺，保证以实际行动实施所制定的具体方案并积极行动，从而渡过危机，不放弃不抛弃，付诸努力，重新恢复正常。

在危机干预的过程当中，心理专家最初的工作就是给予支持、帮助和陪伴，能够在对方最需要的时候给予安定感。

危机干预救援对策

1. 第一项对策：准备工作

包括人员队伍建设、相关物资准备以及编制宣传教育资料。

（1）人员队伍建设

危机干预人员队伍是一支学科领域的综合性团队，既要求有良好的专业素养，又要求具有团队作战精神。一般来说，心理危机干预人员队伍的组建会考虑以下六个方面。

一是评估需求。了解危机事件具体情况、受累人群数量、结构和分布等，根据需求决定人员队伍的结构和数量。

二是获得行政支持。心理危机干预是否能获得行政支持是成败的关键，因此组建队伍前需要获得行政上的支持，包括师出有名、政令通畅、物质保障、人员调动许可等。

三是联络其他队伍。了解和掌握其他队伍的信息，确保可用资源。包括当地精神卫生服务资源、上级精神卫生资源、其他医疗卫生资源及其他可能用到的资源（如企业社区、居委会、村委会等）。

四是招募成员及开展培训。成员可以包括精神卫生专家、心理卫生专家、社会工作人员、志愿者等，根据不同的需求决定相应的配置比例，但都需要符合心理危机干预工作者的要求。开展统一标准的培训或分级分层培训，内容包括心理危机干预基本知识、评估技术、支持技术、稳定化技术以及常用的认知行为治疗技术，等等。不同组员的培训内容和要求不同。

五是制定协议。协议包括确认人员组织结构和确认联络方式。

六是资料保存。保存培训、干预、组员、干预对象心理评估等相关资料，及时总结汇总、上报。资料保存必须由专人负责。

（2）相关物资准备

根据突发事件的类型不同，相关物资的准备差别较大。一般出发前应考虑准备的物资主要有以下六种。

一是生活物资：心理危机干预队员的个人物品、充足的食物、手电筒等。

二是通信工具：手机、海事卫星电话（必要时）、手机充电器、手机备用电池等。

三是必要的药品：包括急诊常规用药、精神科常用的帮助睡眠放松的药物等。

四是心理健康教育读本：出发前应印制好相关的心理健康教育读本。

五是心理危机评估工具：充足的、较为齐全的心理危机评估工具。

六是相关的技术手册：现场干预培训手册、各类干预技术指导手册等。

（3）编制宣传教育资料

根据危机事件的性质，编制相应的心理健康宣传教育资料。

内容主要应包括突发事件可能给我们带来的心理影响及症状表现；如何自我识别心理症状；有了心理应激反应后如何进行自我调节；寻求帮助的方式，如心理危机干预团队的联络方式，等等。

2. 第二项对策：制定心理危机干预方案

（1）心理危机干预基本原则

首先，心理危机干预是危机事件处置的一部分，应该与整体工作结合起来，不得影响其他工作的开展；应以促进企业发展、社会稳定为前提，根据整体工作的部署，及时调整心理危机干预工作的重点及干预方案。

其次，心理危机干预活动一旦进行，就应该采取措施确保干预活动得到完整的开展；应体现人文关怀，不得对同一干预对象进行无组织的重复干预，避免干预对象再次受到创伤。

再次，对有不同需要的干预对象综合应用干预技术，实施分类干预，针对干预对象当前的问题提供个性化帮助；以科学的态度对待心理危机干预，明确心理危机干预只是医疗救援工作的一部分，不是"万能钥匙"。

最后，心理危机干预应体现伦理要求，任何心理危机干预技术在使用之前都必须取得实施对象本人或其监护人的同意；严格保护干预对象的个人隐私，不向第三者透露干预对象的个人信息。

（2）心理危机干预的目标

心理危机干预的目标是多层次且统一的，就危机事件的整体处置而言，心理危机干预的目标是减少事件带来的次生灾害，降低处置成本，体现人文关怀，提高组织公信力。

就个体角度而言，心理危机干预的最低目标为帮助当事人消除心理危机状态，使其功能恢复到危机前的水平。最高目标则是提高当事人的心理平衡水平，促进自身成长。

3.第三项对策：减轻工作

包括再建对策、生活的恢复。

世界卫生组织的调查显示，自然灾害之后，约20%~40%的受灾人群会出现轻度的心理失调，这些人不需要特别的心理干预，他们的症状会在几天至几周内得到缓解；约 30%~50% 的人会出现中度至重度的心理失调，及时的心理干预和事后支持会帮助他们的症状得到缓解。而在灾难发生一年之后，约 20% 的人可能出现严重心理疾病，他们需要长期的心理干预。

一般来说，灾后心理重建应该包括以下四个内容：悲伤辅导、面对正常生活；抚平创伤、预防创伤后应激障碍；寻找新的平衡；重获生活控制感。这些是非常专业的内容，在这里我们不做更深的探讨。

在危机中的关键时刻，识别并快速帮助危机中的人往往是一起工作的同辈、同伴、同事或者是党群管理干部、员工关系专员，他们跟危机当事人有着类似的生活、工作背景，听得懂他们说的术语，能够更好地理解干预对象的状况，因此团队中的每一个人都要成为他人的"同辈支持者或朋辈支持者"。每一个人都应该具有相应的知识储备，能做好陪伴、倾听、理解，给予支持性语言。

首先要坚信每一个企业每一位当事人都有强大的责任心和使命感，有足够的自我抗压能力；其次是要将甄别评估贯穿危机干预的全过程；最后就是危机干预框架要遵循政策法规，也要结合企业和行业特性。所有的安全条例都是用血的教训，甚至生命代价换来的。

任何一次很成功的危机干预都不可能嫁接到下一次危机干预，所有的危机干预都是独一无二的。

第六节

培养挫折承受力，让生命更有韧性

当面对逆境或挫折时，不同的人对待逆境或挫折会产生不同反应，这种反应的能力就是挫折承受力或称为逆境商（AQ）。

挫折承受力包含了挫折耐受力和挫折排解力。挫折耐受力是指人们受到挫折或处于逆境时有一定的心理弹性，可以经受挫折的打击和逆境的压力，仍然保持着正常的心理和行为能力。挫折排解力则是指人们受到挫折后，对挫折进行直接的调整和转变，积极改善情境，摆脱挫折状态的能力。

挫折的耐受力和排解力是两个既有联系又有区别的概念。二者都是对挫折的适应能力，共同组成挫折的承受力。耐受力是适应的前一阶段，是对挫折的被动适应，表现为对挫折的负荷能力，为排解力提供基础；而排解力是适应的后一阶段，是对挫折的主动适应，

扫码看视频

提升心理弹性

表现为对挫折情境的改造能力，是对耐受力的进一步发展。耐受力是接受现实，能够减轻挫折情绪反应的强度；排解力是改变现状，促使自己满足需要和实现目标。

增强信念与信心

逆境商的高低与信念有关。所有的成功都不会轻易获得，每个人都可能有一段艰难的历程，只有在最艰难的时刻，咬牙坚持了，才能最终得到辉煌。最黑暗的时刻是黎明即将到来的那一刻。告诉自己，走过了艰难就会有阳光，那么你就会抵抗一切困难和逆境，最终收获成功。

每个人都会有难题，都会遭遇困境，有的人碰到难题就认为是一种挑战，是磨炼自己意志、增强进取欲望的机会，这种人的抗挫折能力就强，解决了难题后还会产生成就感、自豪感，越来越喜悦。逆境如同一把双刃剑，它既可以为我们所用，也可以将我们扼杀。关键要看你握住的是刀刃还是刀柄。

有一个孩子对母亲抱怨自己的剑太短了，母亲回答说："儿子，前进一步你的剑不就长了吗？"这是握住了刀柄；在高原、在戈壁、在荒漠，与外界接触机会少的同时也减少了外界带来的干扰，可以利用业余时间学习知识、掌握技能、苦练基本功，成为技术能手，这也是握住了刀柄。你解决了一个个的难题，就是取得了一个个胜利，这些胜利就是成功路上的一个个阶梯。每当你取得了一个胜利，你就增长了一些智慧，也就向成功靠近了一步。

人在逆境中，如果只是沉浸在逆境情绪里，就只会一味地抱怨，结果会放弃努力，会更加不顺心、更加不如意，这是握住了刀刃，在带来浑身伤痛的同时进入新一轮逆境的恶性循环。

提升自我效能

自我效能是人们对自己产生特定水准的，能够影响自己生活事件的行为之能力的信念。自我效能的信念决定了人们如何感受、如何思考、如何自我激励以及如何行为。自我效能决定了员工对自己工作能力的判断，积极、适当的自我效能感使员工认为自己有能力胜任所承担的工作，由此将持有积极的、进取的工作态度；而当员工的自我效能比较低，认为无法胜任工作时，那么他对工作将会有消极回避的想法，工作积极性将大打折扣。

自我行为的成败经验对效能影响是最大的。成功的经验会提高人的自我效能，多次失败的经验会降低人的自我效能。在心理干预中，要积极寻找过往挫折应对中的成功经验，忽略失败体验，有助于提高自我效能。

扫码看视频

自我安抚的蝴蝶拥抱

替代性经验是观察示范者的行为而获得的间接经验，它对自我效能的形成也具有重要影响。当一个人看到与自己水平差不多的示范者取得成功时，就会增强自我效能，认为自己也能完成同样的任务；看到与自己能力不相上下的示范者遭遇失败时，就会降低自我效能感，觉得自己也不会有取得成功的希望。

积极自我暗示是用解释性语言和自我引导来改变人们自我效能的一种方法，由于使用简便，它成为一种极为常用的方法。比如：我拥有优势的、有竞争力的免疫系统；我将继续用有效的方法保护自己；我将友善地帮助身边的每一个人；有状况时，我不会逞强，也不会示弱，而会呼叫同事与领导协同有效处理。

心灵重建

在危机事件发生之后，几乎所有人都会有各种各样的情绪、认知、行为反应，在这之后，大部分人会在一个月里缓解，逐步恢复正常生活，还有一小部分人很长时间都走不出来。很多当事人无法用语言表达创伤对他们的影响，他们只是时时出现与现实状况不符的强烈负面情绪，慢慢产生心理障碍。

而心灵重建的目标就是一方面帮助当事人获得外部支持系统，或者让他的支持系统的帮助更有效，如家人、亲属、朋友、闺蜜、发小等在危机中及事后能给予倾听、理解等，当事人容易从挫折中走出来。另一方面就是让当事人的内心强大，不需要外部支持也能自愈。这里的强大是说帮助他有能力用让自己舒服的方式，排解创伤带来的负面情绪。比如，有的人艺术修养很深，可以通过写作、绘画等方式抒发情绪；有的人天生乐观，做一些让自己开心的事情，如睡觉、泡澡、逛街、追剧，就慢慢调节过来了。

当你遭遇失去后，改变你的想法。不是要你逃避失去带来的痛苦，而是要学会不断克服它。相反，你要自己体验它，然后允许自己开始新的生活，一个你可以拥抱爱而不是悲伤的生活，这就需要当事人的自我肯定来疗愈伤痛。如果依然没有走出伤痛，建议寻求专业人士的帮助。

你的危机意识有多强

思考是一件有益的事情，但是一直做无谓的思考只会使人陷入忧虑的漩涡而日渐消沉。你是一个多思多虑的人吗？你总能感到危机的存在吗？你会陷入何种程度的忧虑状态呢？下面的测试就会告诉你答案。

一头乳牛正从牛舍里走出来吃草，请你依据直觉判断，它将走至以下哪一处觅食？

A. 山脚下　　　　　　　B. 大树下

C. 河流旁　　　　　　　D. 栅栏农舍旁

注：本书中所有测试题仅供参考。

测试结果

选 A：你有很强的危机意识。

你的危机意识很强，甚至有点杞人忧天！也许很容易的事天天被你惦念着，久而久之也变成困难了。放开心胸吧，天塌下来有高个子顶着！

选 B：你是个乐天派。

你是属于高唱"快乐得不得了"的人，一天到晚无忧无虑，你认为"船到桥头自然直"，没啥好怕的，唉，如此乐天知命，天底下恐怕像你这么乐观的人已经不多了。

选 C：你对于危机有点迟钝。

对于危机你的反应有点迟钝！你成天迷迷糊糊的，记性又不好，总是要人家提醒你才会有危机意识，但是过了一会儿，又完全不记得危机意识是什么东西了！

选 D：你是"危机强迫症"。

你有超强的危机意识，和你在一起的人也经常被你强迫一同感受危机的存在，简直有点思想强制的感觉！不过你所担心的事通常能体现担心的价值！也就是说，你没事瞎紧张，反而常是未雨绸缪。

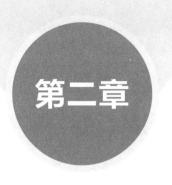

第二章

情绪管理：
别让情绪操控了你

　　请问你有这样的体会吗？心情好时，做什么事都得心应手；而心情不好时，做什么事都不顺利？在生活中，你是否一遇到不高兴的事情就垂头丧气？在工作中，你会不会一有压力就烦躁不已？这是情绪在作祟，情绪左右了我们，我们成了情绪的奴隶。在本章我们谈谈情绪的来源、情绪对我们的影响以及如何管理情绪，从而帮助我们快乐地工作、健康地生活。

第一节

正能量 VS 负能量：你容易被哪种情绪影响

西方精神医学将情绪分为两大类，即积极情绪和消极情绪。积极情绪是能使人感到欢欣喜悦的情绪，例如兴奋、愉快、欢乐等；消极情绪会使人产生不愉快的感觉，如紧张、恐惧、愤怒、焦虑、抑郁、惊慌等。而在东方的生命探索中则认为任何情绪都会对人产生伤害和影响。

当人的心情平静时就会有平静、淡定的思想和处事态度、行为准则。遇到不顺的事情也能坦然面对，并从多个角度来考虑问题，就会拥有抓住事物本质的能力。当人有起伏的情绪时，思想就会混乱，遇事就容易愤怒，出现不理智的行为状况，甚至产生想不开而自杀的结果，对社会、亲人和朋友都是一种伤害。所以有人说：情绪是思想的能量，思想是性格的写照，性格是命运的诠释。

情绪是一种能量，就像钢琴和长笛的声波不同，每一种情绪的能量感应也是不同的。如果你正在体验喜悦，你送出的就是喜悦的感应，你的言语会充满愉悦，脸上会绽放着笑容，你身边的人也会以相同的声波与你呼应，分享彼此的喜悦。如果你正在体验沮丧，那你散发的就是沮丧的感应，你的眉头会紧锁着阴霾，声音中回荡着叹息，会吸引悲观的人和令人沮丧的事，然后一起感叹"同是天涯沦落人"，这对于改善我们的心情和处境并无益处。良好的情绪状态无声无息地左右着我们的生活，影响着我们和身边的人。

能量是守恒的，没有善恶或好坏之分，能量产生的结果只是因为人们不同的定义而有了分别。别让坏情绪所产生的能量耗损你的生命活力。

情绪是一种十分强而有力的能量。它能够激励你实现自己的理想、克服重重困难，也会让你因为小挫败而动弹不得。生命总是会带来惊喜，也会带来痛苦。幸运的是，你可以掌控自己的情绪，让它引领你创造一种想要的生活，改变自己的命运。

著名心理学家 David R . Hawkins 从最负面、伤身的情绪，到最正面、滋润身心的情绪入手分析了各种情绪的能量等级。在所有的情绪中，最负面的不是愤怒、悲伤、恐惧，最正面的不是骄傲、勇气、真爱，你觉得会是什么呢？

为了便于大家理解，我们用列表形式展现（能量等级在 200 以下为负面情绪，能量等级在 200 或以上为正面情绪）。

情绪名称	能量等级	含义解释
羞愧	20	是一种严重摧残身心健康的状况。人们在非常愤怒地谴责一个人的时候常说"你应该感到羞愧！"
内疚	30	无意识的内疚感会导致身心的疾病，以及带来意外事故和自杀行为。

情绪名称	能量等级	含义解释
冷淡	50	冷淡缺乏的不只是资源，还缺乏运气，所谓"哀莫大于心死"与此类似。
悲伤	75	充满对过去的懊悔、自责和悲恸，整个世界都是灰黑色的。
恐惧	100	从这个能量级来看世界，到处充满了危险、陷害和威胁。恐惧让人感到不安，会妨害个性的成长，最后导致压抑。
欲望	125	欲望让人们耗费大量的努力去达成目标，去取得回报，一个欲望会强大到比生命本身还重要，所谓"人为财死，鸟为食亡"，欲望意味着累积和贪婪。
愤怒	150	愤怒很容易导致憎恨，会逐渐侵蚀一个人的心灵，但是，和羞愧相比，愤怒的分值已经在升高，这意味着情绪得到了疏解，愤怒比愧疚、悲伤等，对身体的伤害要稍微小一些。
骄傲	175	骄傲具有防御性且易受攻击，因为它建立在外界条件下的感受上，是要看别人脸色的。它看似比悲伤积极，但实际上一旦条件不具备，就很容易跌入更低的能量级，接受更大的打击，因为人的"自我"膨胀是骄傲的助推剂，而过于强调"自我"，常常是易受攻击的，"自我"时常是外界伤害的靶子，因此，好的情绪应该是宠辱不惊的。

续表

情绪名称	能量等级	含义解释
勇气	200	勇气是拓展自我、获得成就、坚忍不拔和果断决策的根基。到达这个能量级，动力才显端倪，生活看起来是激动人心的、充满挑战的、新鲜有趣的，人们有能力把握生活中的机会。
淡定	250	到达这个能量级的人会变得很活跃，会灵活和不加主观臆断地看待现实中的问题，对结果以超然、镇定从容的态度接纳，不会再对挫败感有所恐惧。
主动	310	在淡定层次的人，会按照需要完成工作任务。但在主动层次的人，通常会积极主动地将任务完成得比较出色，并极力获得成功。对他人真诚而友善，也易于取得社会交往和经济上的成功，主动助人，并且对社会的进步做出贡献。
宽容	350	了解自己才是自己命运的主宰，自己才是自己生活的创造者。没有什么"外在"能让一个人快乐，快乐都来自内在，良好的自律和自控是他们显著的特点。
爱	500	这个爱是无条件、不变更的爱，是聚焦在生活美好的那一面，并且增加积极的经验。
喜悦	540	当爱变得越来越无限的时候，它开始发展成内在的喜悦。拥有内在喜悦的人具有巨大的耐性，以及对一再显现的困境具有持久的乐观态度，且对其他人有显著的影响。

续表

情绪名称	能量等级	含义解释
平和	600	这个能量层级和卓越、自我实现以及信念、信仰有关。

上述这些都告诉大家，当情绪平衡时，你会充满能量，这个时候，无论你处在何种情境下，都会觉得很不错。你乐意做事、体贴周到、待人和蔼亲切，因为你接触到最崇高的自我，心中充满了爱。你对未来保持乐观，不会怀着悔恨回顾过去。你知足、平和，以平常心接受事实，同时充满能量，热忱积极。在情绪平衡时，人会由衷感到满足，相信自己拥有的天赋和人生中所有美好的事物，而且对于眼前的任何问题，都会正面看待，会觉得应该要对这个世界有所贡献，心中充满了正面的想法。

第二节

情绪是你最忠实的朋友

我们的情绪像个"神奇果"，它可以使你精神焕发、干劲倍增，也可以使你无精打采、萎靡不振；它可以使你头脑清醒，冷静处理各种事务，也可以使你暴躁焦虑，在冲动中做出后悔莫及的蠢事；它可以使你安详从容、泰然自若，也可以使你紧张慌乱、惴惴不安……

情绪到底对人有什么作用呢？心理学家认为，情绪对人类的生存和适应有着非常重要的生物学意义，概括起来有以下四大作用。

1. 情绪有信号作用

人的心理活动在一定情绪基础上进行，心理的变化会在情绪上有所表现，因此情绪实际上也是内心活动的一种外部信号。一个人可以通过情感表现对他人施加影响，也可以通过他人的情绪表现了解对方的愿望体验，这也是人与人之间的信号交流，在人与人之间传递信息、沟通思想。

情绪最直接的表现是我们的表情。我们可以通过他人的表情来判断对方的喜、怒、哀、乐，从而分析对方正处于什么样的心理状态。

此外，情绪还是观察一个人对于某人或某事真实情感的窗口，是衡量一个人心理状况的尺度之一，它能反映一个人的志向、抱负水平、胸襟、度量以及意志和性格。

2. 情绪有行为导向作用

情绪在一定程度上对人的心理和行为起调节作用，具有与动机相似的功能。动机产生趋向性行为，快乐或痛苦的情绪也使人产生趋向或回避行为而改变人的行为积极性。人总是希望拥有愉快的情绪，排除不愉快的情绪。

情绪就像需要和认知一样，为行为提供能量，并且指引行为。获得食物、水、氧气等生理需要的信号是内驱力信号，必须经过一种媒介的放大，才能驱策有需要的人去行动，这种起放大作用的媒介，就是情绪。动机和情绪就像是一个硬币的两个面，如果是有兴趣和高兴等情绪反应，人们会继续该行动；如果是憎恶、愤怒或内疚等情绪反应，人们就会终止这种行动。

3. 情绪有影响行为效率作用

情绪能够影响一个人的精神状态，提高或降低办事效率。人在高兴、愉快、喜悦等积极情绪状态下的办事效率，要比在忧愁、悲伤、痛苦等消极情绪状态下的办事效率高得多。

工作难度越大，工作效率越会受情绪的影响。如生气可影响疾病的诊断思路，却不太影响扫地。从情绪的强度来说，适当的情绪强度最有利于维持对工作的兴趣，取得最高的效率，而过强的情绪状态不利于提高工作效率，如技能大赛时过分紧张，往往不能发挥最佳水平。

4. 情绪有适应作用

就动物而言，情绪是机体对环境刺激所做的一种特殊适应性身心反应。在生存斗争中，动物必须奋起战胜或逃避任何危险情景，这种奋起的能力包含两方面内容，一是生理上的唤起，二是心理上的唤起，两种唤起都为应激做准备（或攻击或逃跑），从而最终取得对环境新的适应，这就是情绪。同样，动物要生存就要合作，要繁殖就要交流，个体之间逐渐产生可以互相交往的非口语"语言"，这也是情绪。因此，情绪具有生物学适应意义，它是生物进化的产物，反过来也促进生存和进化。

对人类来说，情绪的适应意义表现出明显的双重性。一方面，作为生物进化的结果，人类保留了许多情绪的适应功能，例如生活受到干扰时产生的焦虑情绪使我们注意外部环境的新变化，从而通过行为活动去适应这种环境变化。另一方面，人早已脱离野蛮的生存环境，人类对环境的适应已不再依靠单纯的情绪奋起，如激动、忧愁等。

情绪能够改变人的处世态度和待人接物的方式方法。在心情烦躁时，平时温和热情的人，也会变得像一头被激怒的雄狮，急躁冷漠、好发脾气。一个本来爱说爱笑、善于交际的人，如果被巨大的悲痛、忧伤所压抑，也会变得郁郁寡欢，性情孤僻、冷漠。

不同情绪的不同功能

情绪严重影响着人们的行为，影响着人们的生活。情绪像一把双刃剑。一方面，情绪可以充实人的体力和精力，提高个人的活动效率，促使身体健康成长，这是情绪对人的积极影响。另一方面，情绪也会使人感到难受，抑制人的活动能力，降低人的自控能力和活动效率，做出一些让自己后悔甚至违法的事情，这是情绪对人的消极影响。

我们从后果上看，凡是对人的行为起到促进和增力作用的情绪就是积极情绪；而对人的行为具有削弱和减力作用的情绪就是消极情绪。

然而，同一种情绪对不同的人或同一个人在不同的情况下，既可能是积极情绪，又可能是消极情绪，我们不能一概而论。所以，情绪没有绝对的好坏之分，要针对具体的环境进行分析。

比如，害怕是一种消极情绪，但它对即将到来的伤害提供了一个情绪警告信号。这时，害怕的人们通常表现为从目标处逃跑或退缩，或直面害怕的物体，采取应对反应。如果你遇到老虎或者碰到火灾不是先害怕再采取措施，可能你早就被老虎吃了或是被火烧到了吧！

因此，所有的情绪都是我们最好的朋友，也绝对值得我们信任——不管是愤怒的、悲伤的或忧郁的情绪。

第一，情绪是一切生命背后的推动力，它带给我们行动的力量及能量。没有情绪，我们每个人根本就懒得去做任何事。

第二，情绪协助我们达成与他人沟通的目的。情绪可以促使我们说出内心真正的感受，冲破人际沟通的障碍或化解人际沟通的误会，进一步避免更大的冲突及暴力的发生。

第三，情绪是自己最值得信任的朋友，不要把情绪当成问题。忠实地跟随自己的情绪，我们会因此找到真正的内在原因，也许是内心的不平衡，也许是童年一段伤痛的记忆，也许是一个偏差扭曲的人生观，或早已过时的限制性信念。

第四，通过与情绪的亲密互动，不再害怕恐惧情绪，不再与情绪为敌，不再试图压抑情绪，我们才能真正体验到意识心（指"内我"在物质实相里的自己）、信念及情绪三者相互扶持成长的正面关系，也才能拥有内心真实的平静及力量。

情绪也会传染

有这样一个故事：父亲在公司受到了老板的批评，回到家就把在沙发上跳来跳去的孩子臭骂了一顿。孩子心里窝火，下沙发的时候狠狠踢了身边打滚的猫，猫逃到街上，正好一辆卡车开过来，司机赶紧避让，却把路边的一个孩子撞伤了。这就是心理学上著名的"踢猫效应"，描绘的是一种典型的坏情绪传染所导致的恶性循环。而且这种负面情绪的传递，往往是对弱于自己或者等级低于自己的对象发泄不满情绪，从而产生连锁反应。

这样的"踢猫效应"在生活中比比皆是。

比如，妻子在家准备了很好的晚餐，等了很久丈夫还没有回来。待丈夫进门之后妻子抱怨，甚至出言不逊："你死外边去啦？怎么才回来，又不接我电话！"丈夫工作一天很累了，本来郁闷的心情又加了一层怒火，两个人的交谈不知道该怎样继续下去，不是吵架，导致战火升级，就是冷战，出现"冷暴力"。反之，如果妻子暂时忍耐一下自己的不满情绪，报以微笑地说："今天累不累啊？看你忙得都没时间接我的电话……快洗漱一下，我特意做了好吃的犒劳你。"丈夫心中便会感到妻子很体贴，也许还会说一句："我不累，老婆做饭辛苦了。"妻子心中的不满也就烟消云散了。

其实，事实都是一样的，都是丈夫累了一天，妻子辛苦地做了一顿饭等丈夫回来，然而不同的话语传达出来截然相反的情绪，这种情绪传递到对方后，决定了夫妻间的气氛是良性循环还是恶性循环。

另外，由于工作性质的不同，有些人长期接触的是表情痛苦、情绪低落的人，比如医生、护士，尤其是在重症监护病房、肿瘤科等科室，医护人员和患者之间的情绪可以相互传播。患者可以感受到医护人员乐观积极的态度，医护人员无意中也会吸收悲观、消极的情绪。

我经常接到这样的咨询：孩子不愿意再上学了！还有一类咨询内容是孩子学习偏科，对某一门课特别反感，成绩肯定也不好。家长万分着急："我把道理掰开了、揉碎了跟孩子讲，孩子也懂，可就是不去学校！""我叫孩子对待每一科都要认真，不能喜欢的学，不喜欢的不学！"

在咨询过程中，在追根溯源分析中，你会发现这些孩子最初的原因基本上是来自挫败感，或遭老师批评了，或被老师忽略了，或老师的某些行为让自己感觉不爽了，诸如此类的不良情绪。但孩子没有得到恰当的指导，没有学会怎样处理这些不良情绪。一方面孩子没有把不良情绪"踢出去"，采取了"埋炸弹"的方法——压抑不良情绪，当压抑到一定程度时就来了次大爆发；另一方面孩子直接对老师产生了抵抗，对这个老师教的课抵抗、对这门课抵抗，最后会对整个学习抵抗！这就是一种不良情绪导致的恶性循环。生活中这样的例子屡见不鲜。

　　除了这些极端的例子，其实每一个工作环境中的气氛都会影响彼此，无论是轻松愉快的工作氛围，还是忙碌压抑的工作环境。如果长时间待在充满负面情绪的地方，工作人员像一块海绵一样，吸满了不良的情绪，感觉自己也很压抑、郁闷，感受不到一丝乐趣与力量，甚至有的人继而会出现躯体不适的表现，如头痛、背痛、腰酸等，这时候身体已经向你敲响警钟了。

扫码看视频

踢猫效应

电梯面前看性格

心理专家告诉我们，每天使用电梯时的一些行为、言语，从某种程度上可以透露出人们的内心世界。想了解在大脑潜意识作用下，隐藏在平稳面具后的另一个你吗？请做以下测试。

时间：离上班时间只差 5 分钟。

地点：大厦一层。

情景：准备上电梯。

你是怎样等电梯的？

一般，人们在等候电梯时不可能一直保持"立正"的姿势，不同的人在同样情景下可能会不自觉地出现各种反应，这些等电梯时随意的行为绝对大有奥秘。你的选择是：

A. 不由自主地来回踱步或在地上跺脚

B. 常会按捺不住重复多次按压电梯按钮

C. 认真注视电梯楼层的指示数字，只等电梯门开就立即走进去，其他情况几乎不关注

D. 头向下看着地面

E. 环视周围的人或物，或是似乎不经意地抬头看看天花板

结果分析

选A：情感丰富的感性派。

如果你选择了这个答案，你可能属于比较敏感，甚至有些略带神经质的那类人。你内心世界丰富，洞察力强，并且比较相信自己的直觉和判断力。你在生活中比较感性，如果具有一些艺术才华，你应该抓住机会就尽量展示，很可能在这方面有所成就。

选B：雷厉风行的行动派。

如果你常会按捺不住重复多次按压电梯按钮，你可能是那种性子有些急，办事讲究效率，时间观念强，常常雷厉风行的行动派。在周围人眼中，你的人缘不错，是比较随和容易接近的人。但你时常有些情绪化，而且还可能以自我为中心，一旦对一些事着迷或确立了某个目标和计划后，你会不小心忽略周围的人或事，这个时候一些外来的干扰易影响你的心情。

选C：理性稳重的谨慎派。

选择这个答案说明你是个比较理性、稳重，办事小心谨慎的人。你不太喜欢插手别人的事，不爱惹麻烦，有时可能会让你在一些人眼里显得有些漠然。你做事很有条理，很受周围人特别是长辈的依赖。但你可能不太喜欢冒险做没有把握的事。

选 D：真诚善良的老好人。

选择这个答案的人可能平时看上去会比较沉默，不太爱公开表达自己的看法。其实他们往往心地善良、真诚、坦率，比较容易相信他人和乐于助人，比较容易受到周围人喜欢，人际关系上很少出现纠纷。但这类人也有问题，他们不太善于拒绝，有时缺乏原则，属于老好人一类。

选 E：沉默少言的精明人。

这类人大多数心理防卫意识比较强，不愿轻易向人展示自己的内心世界。但他们也有许多优点，比如一般求知欲比较强，知识丰富，成功概率比较高。在人际上，他们交友倾向于少而精，交际范围不广，却能培育深厚的友谊。

第三节

重新了解情绪，做自己的情绪顾问

人的基本情绪有四个：快乐、悲哀、愤怒、恐惧。快乐是比较好理解的，然而有些人没来由的悲哀、愤怒、恐惧却难以理解，也就是你觉得他的悲哀、愤怒、恐惧完全没有必要，或者不至于到如此程度！

她，每次耐心等候因应酬而晚归的丈夫时，总是告诉自己：对丈夫态度要好一点。可是等到丈夫一踏进家门，她还是禁不住地板起脸来，开始数落丈夫。

他，只要看到儿子不认真做功课，到处走动，就会厉声怒斥。

他，在公司工作四年多了，其实很欣赏上司的学识和能力，可是只要上司找他谈话，他的内心就反感、抗拒。

为什么呢？难道那些人的行为模式真的是"罪不可赦"吗？我们所看到的这些情绪只是一个表象，其实有更深层次的含义。每一个人都有过去，有所谓的故事和不愿轻易涉及的人或事，随着时间的流逝，事情虽然过去了，但那些情绪却隐藏了下来，这就是情绪的原点。当一个眼神、一句话、一个动作使你有了情绪的波动，而这个情绪又恰巧与那个情绪原点相关联时，情绪就爆发了。

　　所以，接受自己的情绪，通过情绪表达认识到自己的情绪原点，找到它，解开它，才能较好地管理自己的情绪，对工作和生活都是益处颇多的。下面解读情绪更深层的含义，让你重新了解情绪，做情绪的顾问。

愤怒——找出负面情绪的引爆点

　　许多怒火中烧的人不分青红皂白地责备人或事："车子发动不了啦""孩子顶嘴啦""别的司机抢道啦"等。其实，使怒气徘徊不去的是你自己的消极思维方式。如果你总是想着"那辆破车""不听话的孩子""那个傻瓜司机"，你的怒火就不会平息。愤怒是人们因为思维方式不当而引发的不良心境。有些人能心平气和地在公开场合表示愤怒；有些人会勃然大怒；有些人则把怒火压在心头，不能或不愿意发泄出来。把愤怒压在心头固然有害健康，但经常发怒的人却会变得愈来愈容易恼怒。换句话说，抑制愤怒和经常发怒都是危险的。暴怒的人更易患心脏病，愤怒而不发泄的人则更易患高血压病。

扫码看视频

现代人的愤怒

一旦你意识到愤怒的情绪是源于自己考虑事情的方式，也就找到了控制负面情绪的办法——调整自己的思维方式。

还有一些办法可以用来处理自己和别人的愤怒：先意识到自己在生气，然后考虑对方，意识到对方也有生气的权利。此后，察觉自己的感觉是害怕、愤怒还是自责？很多时候，我们是在用愤怒掩盖其他感觉，识别了这些感觉，才会更有效地处理问题；要控制自己不跟着自己的情绪走，也不跟着对方的情绪走；必要的时候暂时离开，好好冷静一下，走之前告诉对方自己会再回来，冷静后往往会对问题有新的看法，处理问题的方法也会理智得多。

焦虑——放下"忧心"的"担子"

有一位母亲总是很悲观，对什么事都很担心。有一天，这位妈妈独自一人开车去买东西，她把车停在停车场，然后到超市采购。等她带着大包小包出来，走到停车场的时候，见到几位警察站在她的车旁边。她慌了，不知道自己犯了什么错，慌乱之下，脑中竟然一片空白，愣了好半天，才想起打电话给自己的女儿。

"我是妈妈！这会儿在 ×× 超市的停车场，你赶快来！有好多警察围住了我的车，不知道发生了什么事！你赶快来啊！"妈妈焦急地对着电话喊。

女儿正在开会，听到妈妈的声音已经变得颤抖，立刻向总经理请了假，朝着不远的超市停车场急奔而去。当女儿赶到的时候，发现妈妈脸色发白，神情紧张。

女儿陪妈妈走到车旁边，气喘吁吁地问那几位警察："警察先生，发生了什么事吗？"

几位警察愣了一下："你们发生了什么事吗？需要帮助吗？"

原来，警察只是偶然站在那里而已！

焦虑情绪普遍存在于每个人的生活中。它表现为由于担忧、牵挂等而产生不安。焦虑的人，总处于惴惴不安中，无理由地预感将来会发生什么不祥或不幸的事情。对尚未发生的事，却事先烦恼操心、恐慌，这不就形成负面情绪了吗？

若要革除这种"担"不必要的"忧"的习惯，不妨去觉察自己担忧的这件事，究竟是和自己有关，还是和别人有关。如果是和自己有关，那么可以运用自我管理来调整。如果是和别人有关，则又可分为"人"和"事"。如果和"人"有关，那么需要调整与别人的关系，改善自己的人际相处模式；如果和"事"有关，那么就需要行动起来去处理这件事了。

扫码看视频

现代人的焦虑

嫉妒——不知道自己的好

嫉妒是一种消极的情感表达，是对才能、名誉、地位或境遇等比自己好的人心怀怨恨，是对别人的成就感到不快的一种心理感受。大多数容易嫉妒的人从小都是争强好胜的，总是希望自己样样都比别人好。如果别人在某方面超过了自己，心里就惶惶不安、不是滋味，继而产生了一种掺杂着憎恶与羡慕、愤怒与怨恨、猜疑与失望、自卑与虚荣、伤心与悲痛等的复杂感情。

人的本性容易不满足，不满足就是指每个人都希望自己比别人好，嫉妒正是人的不满足本性的表现之一，是对己不如人的一种不满足心态。嫉妒也是人之常情，每个人或多或少都存在这样的心理。

嫉妒情绪的产生，从表面上来看，是因为竞争而引起的，而竞争是因为和别人有了比较。比较的时候，看到别人的好，不知道自己好在哪里，心中起了暗中较劲的意思。这种"不知道自己的好"的心理，是形成嫉妒的内在因素。在你成长的岁月里，这种心理使你争强好胜，有时还伴随着自大或自卑。其实，一个人的成功不仅要靠自己的努力，更要靠别人的帮助，人们给予他人的赞美、荣誉，并没有损害你，相信你的价值依然存在，你依然有自己的优点和长处。

寂寞、孤独——学习和自己相处

如果有人问：何谓寂寞？孤独从何而来？人们多半会回答：寂

寞、孤独来自单身独处之时。他们相信，在某些情况下，就一定会感到孤独。孤独、寂寞与单身独处没有必然联系。心理学对孤独有以下两种解释。

第一，产生孤独的原因与外界环境有关，比如处在陌生、封闭、孤立、不和谐的环境中，人们容易顾影自怜，孤独感油然而生，哪怕时间很短。还有生活模式的突然改变，如失业、退休等，人们便会因失落和不习惯而感到孤独。

第二，产生孤独的原因是基于个人的某种消极态度。

孤独是一种感觉，一种无助的寒冷，一种天然的残缺。每个人都会有这种作为生命个体用任何东西都无法消除的孤寂。许多人害怕孤独，把孤独与黑暗、死寂等同。孤独使人恐惧，在孤独中，人们变得无助，甚至疯狂。重要的就在于解决自己的消极思想，而不是自己的情感。

孤独和寂寞是一种人人都熟悉的感觉，每个人都有能力摆脱它。

一人独处既可能是一件幸事，也可能是一种惩罚。实际上，并非所有的孤独都对人无益。这种状况既可能起放松解脱和养精蓄锐的作用，也可能起折磨人的作用。一人独处可能是一种更好地认识自己和体会本人能力的机会。如果我们为了认识自己而愉快地接受一人独处的现状，那么一人独处的阶段可能是我们人生中收获最为丰硕的时期。

无论何时何地，人们都无法获得预防孤独的免疫力，没有医治孤独的灵丹妙药，然而当它悄然来袭时我们却可以增强自己的抵抗力，用积极心理更加巧妙地避开它。

自责——绝对化地看问题

习惯于自责的人往往都带着"万能思考"的倾向看待事情，误以为自己具有超能力，凡事都应该做到最好。如果没做好，应该是自己做错了，要不就是在做事的过程中忽略了什么。这样的人，思维模式属于"非黑即白"，没有中间的灰色状态，结果在不知不觉中承揽了别人的责任，也不知不觉中保护、溺爱或姑息了对方。

我们对别人说："你应该做好……"往往引起对方"自责"或"抗议"；我们对自己说："我应该做好……"往往造成自己"内疚"或"自责"，这也是一种自我压力。

自责也是一种由于过度自我否定而产生的自惭形秽的心态，由于对自己的消极自我暗示极易产生自卑，在自我意识里，会慢慢发展为自己什么都比别人差，从而悲观失望、失去信心，陷入痛苦之中难以自拔。

把"应该"拿掉吧！从今天起，每当我们开口说话时，不妨把"应该"改为"可以"，例如，"你可以做好……""我可以做好……"接受自己也有力所不及的时候，"人无完人"嘛，万一犯错，尽快改正即可。只有具备这样不带"自责"的心理，我们的人生才会更有弹性，做事才会有更大的发展空间。

忽略——渴望被关注

当你忙了一整天的家事，看到丈夫回家一句话不说，只坐在电视机前，这时你会产生一种被忽略的感觉。当你工作了一整天回到家后，孩子在看电视或者在做功课，太太在厨房忙进忙出……你进入卧室换衣服，也会产生一种被忽略的感觉。

有个年轻人在接受心理辅导时，曾提及他上小学时的一次经历：有一次他将自己的一篇作文放在客厅最显眼的地方，他向家人说这篇作文受到老师的夸奖，还在全班作为范文宣读，但是始终没有得到家人的注意。时至今日当他说起这件往事时，脸上仍呈现出被家人忽略的失望和落寞的表情。

我们成年之后，尽管可以独立面对许多事情，比如在会议上，铿锵有力地抛出自己的方案；在社交场合，与人侃侃而谈；在私人聚会上，面对朋友谈笑风生。然而在转身"面向自己"的时候，我们难免有无助、孤单、寂寞的感觉，因为我们内心深处都渴望被别人重视、关心和呵护。

如果被忽略的感觉没有及时处理，被隐藏在深处，随着时间的推移，积怨会越来越深。负面情绪一旦被激发，结果就难以收拾。

处理被忽略的感觉，不妨找对时间和地点，将感觉勇敢地告诉对方。说的时候绝不要抱怨，比如"你都不关心我""你总是不知道我在想什么"，最好改用"我希望你了解此刻我的感觉""我有一种感觉，刚进门时，我希望你能看我一眼，讲几句关心的话"。

憎恨——用别人的错误自我惩罚

有一个员工来找我，目的是让我判断一下他对还是他的工友对。事情是这样的：他和工友是同乡，同时出来打工，到了我们企业的一个建设公司。一开始都在一个队里，互相还很关心，不久这个工友当了一个小官，虽然自己也在慢慢进步，但总比这个工友慢一拍。有一天，他发现这个工友给领导洗了工服，他一下子认定自己是干出来的，而工友是"拍马屁"上来的，从那时起，他就和工友较上劲了。同样建营房，工友说应该 2.8 米高，他就非得说要 3 米高，二人经常争得面红耳赤。他认为自己是"主持正义者"，而那个工友的行为着实令人憎恨！

"憎恨"的情绪比生气、愤怒更严重，它来源于心灵所受的深层伤害。我们每个人的生命核心里都有一个秘密，即无论我们如何坚强，我们都渴望被爱、被需要、被肯定。然而，如果这部分被剥夺，那种咬牙切齿的恨意就可想而知了。调整"憎恨"的情绪可能是调整所有负面情绪中最富有挑战性的一个问题。

这位员工感到未被肯定、未被提拔的原因我们先不讨论，但他把这种不满情绪转嫁到了认定工友的"错误行为"上，为此耿耿于怀。

我们暂且不去分析那位工友的行为，即使那位工友有错，那是否有必要拿别人的错误惩罚自己呢？

在现实生活中，这样惩罚自己的人屡见不鲜：下级犯了错误，上级很生气，声色俱厉，伤的其实是自己；上级作风官僚，下级很生气，烦闷憋屈、愤愤不平，伤的其实是自己；同事之间磕磕碰碰，怒火中烧、互相攻击，伤的其实也是自己；邻里之间鸡毛蒜皮的小事，争吵不休，伤的其实还是自己。

"错误"应该受到惩罚，但未必要通过生气、愤怒、憎恨来实现。别人犯了错，而你去憎恨，岂不是拿别人的错误来惩罚自己？

也许你容易过度在意负面的事物，而且不肯轻易罢手，此时你不妨想一想，你究竟想要自己怎么样？扪心自问，你真的希望过这样的生活吗？从现在开始，你不妨留意一下其他积极的事物，不要自我耗竭，不要总把焦点集中于负面事物上。

宽容，是一种放下的心态，是一种智慧。心中放下了怨恨，也就没有了负面情绪的困扰，才会变得平和、安详、轻松、自在，才能变得从容和自信。学会体谅，学会宽容，剔除心中的怨恨，是宽恕别人，更是善待自己。

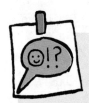

你时常被孤独感笼罩吗

当孤独感袭来,你是如何应对的呢? 你承受孤独的能力有多强?

你走在清幽的林间小道, 夕阳洒在树叶间, 映出斑驳的影子, 前方依稀出现一处乡间小屋, 如果在这样如画的景色中再放一把可以欣赏日落的椅子, 你会选择什么样的椅子?

A. 童话中的秋千椅

B. 精致的红木长椅

C. 竹藤躺椅

结果分析

选 A：你时常沉浸在孤独中。尽管孤独的时候你的眼泪会顺颊流下，但你却执着于这种无助的落寞。你总会在一段时间后给自己一个独处的机会，你是一个彻彻底底的性情中人，会无来由地痛哭流涕，可能是因为在你过去的生活中有着因亲情或友情而自己无法打开的死结，但这个死结有时却是你无法割舍的，所以你情愿沉浸在孤独中，不愿醒来。

选 B：你很少感到孤独。你平时一定是一个忙到没有时间思考的人，像闹钟一样时刻不停地旋转。当你独处的时候，你一开始会觉得很舒服，可是一旦沉浸在回忆中，就会轻易地被回忆所累，很难解脱。别太沉重，放轻松点吧。

选 C：你很难承受孤独。寂寞是你最忌讳的，一沾上寂寞，你的所有悲伤、凄苦都会蜂拥而至，让你无法抵挡，无处躲藏。其实人生本来就是酸甜苦辣、悲欢离合同在的。你不可能总是一个人，也不可能总有人时时守在你身边。不要给自己创造不快乐的机会，如果你能在梦中得到一双翅膀，那就在梦中尽情地飞吧！

对于情绪，人总觉得那是一种看不见、摸不着的东西。一个人什么时候拥有什么样的情绪，恐怕只有自己知道。能不能进行量化呢？能不能进行比较呢？

我们提供一个简便的办法，帮助你判断现在的情绪状态，并通过你的情绪状态了解你的心情特点。

给自己画一个"情绪谱"

借助物理的光谱、波谱以及色谱的概念，我们假设人类的情绪也有这样一条"谱"，可以把它记录下来加以研究。

请准备一张白纸和一支铅笔，测一测你的情绪。

首先，用铅笔在白纸上画一条直线，然后在直线上从左到右平均画出 10 个刻度，分别写上数字 1 至 10。

接着，把你认为的坏情绪用熟悉的词汇描述出来：痛苦、忧伤、悲哀、愤懑、沮丧、烦躁、郁闷；再用同样的方法表达心情一般的时候：麻木、索然无味、平淡、宁静；最后，想象一下你所期待的好心情：欣慰、满足、愉悦、感恩、激动、兴奋、幸福。

然后，从这些词汇或者你认为更合适的词汇中挑选 10 个，以你的理解，按照不同程度的心情由低到高排列，并标注相应的数字刻度表示情绪指数，比如像这样：

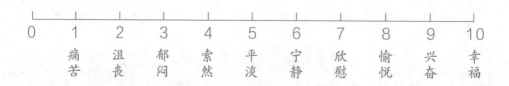

评价一下你现在的心情，请在"情绪谱"上选择相对应的词。如刚遭遇不幸，非常痛苦，你的情绪指数就在 1 那里；若是觉得"没劲"，情趣索然，你的情绪指数就在 4 处；假如衣食无忧、家庭和睦，心情介于宁静与欣慰之间，你的情绪指数就是 6.5；而要是刚买了车，加了薪水，或者孩子上了重点中学，比较兴奋，你的情绪指数就是 9。

由于每个人的感受不同，所以即使遇到同样的事，情绪反应的程度也是不同的。比如同样是新婚宴尔或是金榜题名，有的人可能感觉非常幸福，而有的人仅感到愉悦而已。

用"情绪谱"了解自己的心情特点

除了可以测量自己的情绪指数，你还可以通过上面这条"情绪谱"了解自己的心情特点。

如果你的情绪指数波动不大，比如从平淡、宁静到欣慰，或从郁闷、索然到平淡之间徘徊，维持在 3 个指数级差内，说明你的情绪谱较窄，情绪相对稳定。如果你的情绪指数经常在 4 至 6 个指数级之间波动，说明你的情绪谱相对较宽，情绪感受较为丰富。

而你的情绪指数若是在超过 6 个指数级之间波动，跳跃幅度较大，如可以感受到深深的痛苦，也能够体验到莫大的幸福，或者忽而沮丧，忽而兴奋，那就表明你的情绪谱相当宽，并且细腻、敏感，但情绪不够稳定。

通过这条"情绪谱"还能了解人的心情背景：如果情绪谱偏右，

指数经常在 5 以上，表明你的心情背景较为明朗，比较阳光；如果情绪谱偏左，指数经常低于 5，那就显示你的心情背景比较暗淡，比较阴郁。

我们期望的是你的情绪谱偏右，且指数差在 3 至 4 个，这是一个比较理想的情绪状态，偏左或太偏右、指数级差太大或太小都需要调整。

第四节

读懂他人情绪，让你的情商提高一大截

了解自己的情绪状态比较容易掌握，但读懂别人的情绪就有了一定的难度，然而，这是一个必须学习的技巧。别人的情绪会对自己的情绪产生影响，同时，对自己的成功也有至关重要的作用。

大家肯定都知道"情商"这个 20 世纪 90 年代曾经风靡一时的词，一时间"情商决定命运"的概念被炒得沸沸扬扬，"情商"被说成是决定一个人能否成功的至关重要的因素。

情商 (EQ) 又称情绪智力，是近年来心理学家提出的与智力和智商相对应的概念。它主要是指人在情绪、情感、意志、耐受挫折等方面的品质。以往认为，一个人能否在一生中取得成就，智力水平是第一重要的。但现在心理学家普遍认为，情商水平的高低对一个人能否取得成功也有着重大的影响作用，有时其作用甚至超过智力水平。那么，到底什么是"情商"呢？

美国心理学家认为，情商包括以下五个方面的内容：一是认识自身的情绪，因为只有认识自己，才能成为自己生活的主宰；二是能妥善管理自己的情绪，即能调控自己；三是自我激励，它能够使人走出生命中的低潮，重新出发；四是认知他人的情绪，这是与他人正常交往、实现顺利沟通的基础；五是人际关系的管理，即领导和管理能力。

这个情商包含的一个很重要的内容就是识别他人的情绪，能够通过细微的社会信号，敏感地感受他人的需求与欲望，并有能力给予满足。

读懂他人情绪的能力同时也是一种协调人际关系的能力。包括对人情与人性的深刻了解和理解，对人需要的内容、形式的了解，对人感情的深刻敏锐的洞察力，对人感情的表达方式的理解力，对人际交往的内容、原则、方式及规律的了解和运用能力，爱的能力。具体有以下三点。

1. 同理心

同理心是指与人交往的过程中，能够体会对方的情绪和想法，理解他的立场和感受，并站在他的角度思考和处理问题的能力。简单地说，同理心就是站在对方立场思考的一种方式，即换位思考。

前几年有一个比较火爆的电视节目《年代秀》，每一期都邀请60年代、70年代、80年代、90年代、00年代不同时代的五代人组成年代小组进行PK，你会发现每个年代都有自己的时代故事、潮流时尚、精彩亮点。60年代的人对当下年轻人的网络语言一片茫然，而90年代、00年代的人对"上山下乡""背毛主席语录"之类的语言和行为又感到无法理解。

认为所有人都是一个想法，或者不理解为什么别人和自己的想法不一样，就没有换位思考，势必导致沟通障碍！所以要学会用对方的思维模式去探讨问题，这样达成共识的可能性更大，才能双赢。

2. 沟通

了解沟通技巧是与别人产生共鸣的基础。在听的时候，只聆听不判断，保留自己的观点和情绪；总结你听到的别人说话的内容，检查你的总结是否正确；在说话的时候，梳理你的要点，有逻辑地组织它们，清楚地表达出来，确定对方已经理解你了，不带攻击、责备或生气的情绪陈述你的观点，必要时重复一遍。

情绪和情感是人们在学习、工作和生活中相互影响的一种重要方式，这种功能是通过情绪情感的外部表现——表情来实现的。表情是思想的信号，是人际交往的形式之一。人们在社会生活中，在许多场合下，彼此的思想、愿望、需要、态度或观点，不能言传，只能意会，只能通过表情来传递信息，从而达到沟通思想、相互了解的目的。例如，微笑的表情常常表示需要得到满足或对他人的行为表示赞赏；痛苦的表情往往表示个人对某种对象的需求或感觉状态；悲伤多伴随人对所失的惋惜；气愤则表示对某人某事的否定态度等。这些都表明情绪情感的信号作用，它们通过表情动作传递信息，使人对环境事件的认识、态度和观点更具表现力，更易为他人感知和理解，成为人际行为的重要线索。

3. 协作

在善解人意的基础上，与不同性格类型的人和平相处、愉快合作，这是基本的人际交往技巧。

对于多数管理专家而言，《西游记》中的唐僧师徒组合不能算是一个合格的团队：团队成员要么个性鲜明，优点或缺点过于突出，实在难以管理；要么缺乏主见，默默无闻，实在过于平庸。但就是这么一群对团队精神一窍不通的"乌合之众","个性"突出的典型人物组合在一起，克服了常人难以想象的种种困难，最终完成任务取回了真经！真是让人大跌眼镜！原因是这个团队成员互相了解，各尽所能，协作共赢。

我们每一个人都和其他人有着不同的心理特征，有的人外向，有的人内向；有的人开朗乐观，有的人忧郁消极；有的人乐于和别人交往，有的人喜欢自己独处；有的人善于创新，有的人比较保守……但是，每一个人的性格、个性特征都有自己的优势，也各有不足。

我们必须学会了解自己的优点，并心平气和地承认自己的弱点与不足；还要乐于认可别人的长处，即使这些长处超过了自己。我们如今生活在一个相互依存的时代，在这种现实中，双方都应本着寻求互利的心态，努力达成令双方都感到满意的双赢的结果。

扫码看视频

掌握情绪的三个规律

第五节

与情绪"温柔"相处，好情绪是健康的良药

情绪对人到底有多大作用呢？我们还是从心理学的实验谈起。

有个心理学家把两个透明杯子放在桌上，两个杯子都装了一半液体，一个杯子装了咖啡，另一个杯子装了水。他舀了一茶匙水，放进那个装了咖啡的杯子里搅拌，谁都看不出那杯咖啡有什么改变。他又加入一茶匙水，再一茶匙水，反复几次人们才开始注意咖啡变得比较透明。心理学家解释：这代表正向的情绪在负面心态的人身上所产生的效应。

接着，心理学家将一茶匙咖啡加入那杯清水中搅拌。人们立即察觉那杯水的颜色改变了。他解释，这是负面的情绪在正向心态中的效应：它就像毒药，即使只有一点儿也是有毒的。

我们是否可以得到这样的感悟：人们必须要有许多正向的情绪才能克服自己的愤怒、悲伤或无价值感？而负面的情绪就像毒药，"只要一点点就足以害死人"？

国外还有一位医学心理学家，为了验证情绪对人的作用和影响，在监狱中选择了一名死刑犯进行研究实验。他对死刑犯说："我们决定采用一种安乐死的方法——割破你的动脉，让血慢慢流出体外，让你平静地、无痛苦地死去。"行刑在半夜进行，死刑犯被蒙上眼

睛带到旁边装有水龙头的一个座椅上，割破死刑犯手腕皮肤，同时拧开水龙头滴水，滴水声犹如流血声。心理学家不时地告诉死刑犯："你现在已被割断动脉，在不断流血。""你的血液已流去二分之一，开始头晕了。""现在已经流掉了四分之三的血液，你将不省人事了。"不久，死刑犯果然安静地死在座椅上。

实际上，死刑犯根本没有被割断动脉和流血，这是极端的情绪——惊恐，使犯人在暗示下被"吓死"了。可见，惊恐等不良情绪足以使人丧命！

无独有偶，还有一个故事也提示了这个道理。

一天早晨，一位智者看到死神向一座城市走去，于是上前问：你要去做什么？

死神回答：我要到前方那个城市去带走100个人。

智者说：这太可怕了！

死神说：没办法，这是我的工作，我必须这么做。

智者告别死神，并抢在死神前面跑到那座城市，他好心地提醒所遇到的每一个人：请大家小心啊！死神即将带走100个人。

第二天早上，智者在城外又遇到死神。智者非常不满地质问死神：昨天你说要从这座城市带走100个人，可为什么昨天有1000个人死了？

死神看了看智者，平静地回答：我从不超量工作，而且昨天确实只准备带走100个人，是恐惧和焦虑带走了其他人。

原来，恐惧和焦虑真的可以起到和死神一样的作用啊！

现代医学研究发现，人的身心健康与情绪因素有着密切的联系。积极情绪有利于我们的身心健康，而消极情绪则会严重影响我们的身心健康。

我国有俗语："笑一笑，十年少；愁一愁，白了头。""人逢喜事精神爽。"我国古代医书上也有"喜极伤心""怒极伤肝""忧极伤肺""恐极伤肾"等说法。

我们如果处在良好的情绪中，此时分析、判断能力会处在正常水平状态，遇事往往能保持理智；反之，当人被消极情绪控制时，分析、判断能力就会下降，遇事往往易失去理智。比如，一个人异常愤怒，即在暴怒的情绪下，很有可能失去自制力而做出不明智的事。

情绪既是一种心理活动也是一种生理活动。情绪的一切变化都会引起生理上的变化。

古代阿拉伯学者阿维森纳，为了证明不良情绪对生命状态的影响，做了一个实验。

把一胎所生的两只羊羔置于不同的外界环境中生活——一只小羊羔随羊群在水草地快乐地生活；而另一只羊羔天天对着一只拴在笼子里的狼，过着心惊胆战的生活。后者总是看到自己面前那只野兽的威胁，在极度惊恐的状态下，根本吃不下东西，不久就因恐慌而死去。

还有心理学家用狗做嫉妒情绪实验。

把一只饥饿的狗关在一个铁笼子里，让笼子外面另一只狗当着它的面吃肉骨头，笼内的狗在急躁、气愤和嫉妒的负面情绪状态下，产生了神经症性的病态反应。

另一个心理实验是把三只年龄、体重均相当的老鼠分别以同样的方式固定在 A、B、C 三个实验箱内，接受三种不同的实验处理：不定时地对 A 箱中老鼠的尾部施以电击，但在每次电击来临之前，先给出一个灯光信号，在信号出现之后，即予以电击。如果这只老鼠在电击开始后能够按动前面的转轮，电击就会停止。如果老鼠能够学会在信号出现而电击尚未开始之前，适时按动转轮，就可以避免电击。B 箱中的老鼠受到的电击次数与强度和 A 箱中老鼠完全相同，只是既不给它提供信号，也不给它学习按动转轮可停止电击的机会，它只能毫无办法地等待电击。C 箱中的老鼠只是被关在箱内而已，既不受电击，也得不到信号，它只是被用来作为比较对象。结果表明，A 箱中老鼠有轻微的胃溃疡现象，B 箱中老鼠胃溃疡现象最为严重，C 箱中老鼠未发生胃溃疡现象。

实验告诉我们：恐惧、焦虑、抑郁、嫉妒、敌意、冲动等负面情绪是一种破坏性的情感，长期被这些不良情绪困扰就会导致身心疾病的发生。

早些年，多数人还没意识到负面情绪会对健康产生不良影响。那时候许多夫妻之间生气，有不少人采用了冷战的方式。

我就听说过这样的事：有一对夫妇常为小事吵架，然后妻子就生气，冷着脸不理丈夫。丈夫说："就算是我错了，给你赔不是，别生气了，别不理我了。""谁要你惹我生气了？就不理你！我非气死给你看！"他们十天半个月就吵一架，然后妻子就不再搭理丈夫。有一天，妻子说："我怎么时不时地会肚子疼呢？"丈夫就带着她去医院体检，检查结果——胃癌！而且已经是到了晚期。尽管家里花了很多钱，最后也没能保住这个妻子的性命！

现代研究已证实，在患肿瘤的病人当中，有较大比例的人有不良情绪，而且采用压抑的方式处理。

所以，善待自己，让自己快乐起来吧！

你能走出人生的低潮吗

人生经历如潮汐，不会总是一帆风顺，也会有低潮的时候，自然界一切都是合理的，那是生命的必然。在生命中出现任何起起落落，你都能在很短的时间内接受吗？你能在陷入低潮时积极地寻求解决的办法，快乐地面对，并迅速从低潮中走出来吗？

我们来做个测试：

假如现在是秋风萧瑟的季节，一对情侣坐在公园的亭子里聊天。不久，女孩开始掉泪，这时一阵秋风吹落了枯叶。请接着想象一下后来的情形，并选出一个最接近的答案。

A. 女孩流着泪说"再见"，然后离去。

B. 女孩一直默默注视着枯叶，默默流着眼泪。等恢复平静之后，说了一句"再见"，然后离去。

C. 女孩一直注视着男孩，凄婉地说："我走了，你自己要好好照顾自己。"然后踩着落叶离去。

结果分析

选 A：争强好胜型。

这种类型的人有天生不服输的个性，即便是陷入低潮时，也能尽最大的努力，替自己争取相当的利益。因此，可以为将来早做准备，多充电或结交朋友，或许在你摆脱低潮的时候，都能对你有很大的帮助。

选 B：坚强自省型。

这种类型的人一旦陷入低潮，会耐心等待恢复正常，或是研究最好的对策。与其勉强想挣脱困境，倒不如静待心情慢慢转好。人生总会遇到挫折，相信在逆境中得到的启示必能发挥最大的作用。

选 C：善解人意型。

这种类型的人一旦陷入低潮，有感而发，反而更能包容别人的弱点和缺点。他们能透过自己的困境，培养对他人的包容力。因此，可以把人生的低潮当作成长的契机。

第六节

优秀的人掌控情绪，失败的人被情绪掌控

6

乔丹曾十度赢得 NBA 得分王，五度获选季内赛最有价值球员，在公牛队夺标的那六年均获选为季后决赛最有价值球员，他成功的秘诀是什么？乔丹回答是"态度控制"。事实上态度控制就是"情绪管理"，焦点在于，我们不能改变事情，但对待事情的态度是可以改变的！改变了态度，自然会改变情绪。以下我们提供一些情绪管理的方法。

改变认知

我们每天遇到的事皆无一定规律，就看你如何评估，这个评估过程与自己对这件事的认知有关。如果将其评估为"问题"，则压力有增无减；如果定义为"挑战"与"机会"，则压力会转化为动力。换个角度看问题，你的情绪就会有所改变。

改变画面

一般人不快乐是因为脑海中有不快乐的画面，所以，如何修改画面，创造活力，是决定我们幸福的枢纽。例如迪士尼乐园有许多卡通人物，其中最受欢迎的是米老鼠，华特·迪士尼先生把大家最讨厌的老鼠借着画面的转变，成为欢乐的象征。

每个人的经历中都会有一幅印象深刻、让自己感到惬意的美丽画面，我们可以想象自己身处其中，感受着美好、愉悦，对摆脱烦恼、陶冶情感、使内心趋于平衡有很大帮助。

改变时空

人们在遇到事件时产生的情绪，会随着时间的延长，程度慢慢减弱，所以有时候"拖延"也不失为一种调整情绪的方法。

我记得有一年去乌鲁木齐，讲完课后准备搭乘晚班 19 点 30 分的飞机返回北京，到达北京应该是 23 点左右。当接近登机时间时，听到广播中传出航班因为飞机故障原因推迟起飞。恰巧是我要搭乘的那班飞机。等吧！一般情况下，飞机延误 4 小时可获得赔偿，当还差 10 分钟就延误 4 小时的时候，突然广播又通知登机了！得！赔偿没戏了！急忙登了机，结果还是不起飞，大家跟乘务长谈判："全额退票，耽误的时间必须有个交代！"叫嚷声此起彼伏，乘务员们忙着安慰这个、劝慰那个。最后乘务长答应，因为总部在北京，要回到北京后才能进一步解决有关说法和赔偿问题，而且已经和总部联系了，会有相关人员在机场等候。此时已经是次日凌晨 1 点

30分，飞机终于起飞了。

已经是凌晨了，大家也疲乏了，起飞没多久大多就进入了梦乡。我开始想，这可能是航空公司运用了一个心理学的技巧，采用"拖延战术"，因为三个半小时的飞行之后，乘客的愤怒情绪肯定会有所下降，即便还剩几个较真儿的，也就好对付了。

果不其然，飞机落地后，天已经蒙蒙亮了，几乎所有乘客都急匆匆下了飞机，取行李，忙着离开，赔偿的事不再有人关注了。

看来，借着时空转变，的确可以调整我们的情绪。

改变焦点

学习转变焦点，一百分的事情，有九十九分做得不对，请锁定在那一分做好的事情上面；如果一百分的事情，你全部搞砸了，没关系，请将焦点锁定在其他领域你已做好了的部分——永远锁定对你有益的事。

美国一位心理学家曾经做过一个有趣的实验：研究者让参加实验的大学生戴上"分视眼镜"（戴上这种眼镜，两只眼睛能够看到不同的物体，而不是只看到相同的物体），观看一张一只眼睛能够看到美味食品，同时另一只眼睛能够看到美丽景色的图片。结果发现，饥饿状态下的大学生只看到了美食，而当大学生吃饱之后再看这张图片时，他们大多能够看到美景。这一实验告诉我们，人们的情绪并不一定"纯粹"受外部事件刺激的影响，外部事件往往与人们的需要相互作用，形成不同的情绪反应或情绪体验。

改变动作

心理学家研究发现，人们可以借助动作的调整来改变自己的情绪。例如，遇到不如意或挫折发生时，通常头一定会低下且肩膀下垂，此时如果你把头仰起，且挺起胸膛、提高肩膀，你的情绪会飞扬，活力重现。所以情绪是可以由动作来创造引爆的。科学研究还告诉我们：快乐取决于我们的行动，取决于我们做什么以及怎么做。

行动至少可以从以下四方面让你感受快乐。首先，以身体活动带动大脑积极活动。活动你的身体时，你的大脑也会随之活动起来，就可能促使大脑产生积极的变化，你的活动使大脑感到快乐，你的快乐又促进了大脑的积极变化。这是一种"快乐的良性循环"。其次，全身心投入做具体事情。做事可以使你没有太多的时间思考你的痛苦，或者说做事本身及相关的思考能够把不良情绪挤出心理空间，使你忙得没有时间难受。再次，只要你投入地做事情，行动往往还会带来行动之外的收获，这是一种意外收获。最后，多想想行动过程的快乐。行动本身能够帮助人摆脱"自寻烦恼"的心理误区，并在不知不觉中增加快乐指数。

改善情绪先从改善行为做起。我们可以对着镜子，口中横着放一只筷子或者牙刷，然后把筷子或牙刷拿掉，且口型保持不变，这时候看着镜子里的你发出"嘿嘿，嘿嘿"的笑声，开始你会是假笑，几分钟后，你的情绪就会好起来。

不信你就试试！

改变问话

问话的技巧也会对情绪产生影响，所以无论发生何事，请问自己五个问题：一是这件事情的发生对我有哪些好处？二是在这个事情当中，有哪些地方不够完善？三是我应该怎样做，才可以让事情达成想要的结果？四是我从中学到些什么，以后有哪些错误不应该再犯？五是现在我应该采取什么样的行动？

这是一套模式，我们称它为"成功五问"，从改变你的思维模式，再到转变你的行动模式。

改变方法

我们该如何管理情绪呢？

情绪管理是对个人或他人的情绪调节，从调节对象、调节类型和调节内容三方面来讲，学者们用 15 个字对情绪调节的要点进行了概括：多角度关注、多方面入手、全方位运作。

扫码看视频

处理情绪"四步走"

如何化解不良情绪

生活中，我们经常见到有人发脾气，也经常看到有人因为发了脾气，而把事情搞得一团糟，其中的原因不是这个人的能力不够，也不是这个人缺乏沟通的能力，而是因为这个人 1% 的坏心情，导致了最后 100% 的失败。

无论你在工作还是生活中，当和别人发生矛盾产生很多的怨气和不满时，只要你还没想调离或辞职，只要你还想继续过这个日子，就不可以陷入僵局。

1. 控制你的情绪

即使感到不公、不满、委屈，也应当尽量先让自己心平气和下来再说。也许你已积聚了许多不满的情绪，但不能在此时一股脑儿地抖出来，而应该就事论事地谈问题。过于情绪化将无法清晰透彻地说明你的理由。

2. 抱怨的方式很重要

想抱怨时也要尽可能以赞美的话语作为抱怨的开端和结束，心理学把这种方法称作"三明治沟通法"。这样一方面能降低对方的敌意，更重要的是，你的赞美已经事先为对方设定了一个遵循的标准。

不要见人就抱怨，只对有办法解决问题的人抱怨，是最重要的原则。抱怨时，要多利用非正式场合，少使用正式场合，尽量与上司和同事私下交谈，避免公开提意见和表示不满。这样做不仅能给自己留有回旋余地，即使提出的意见出现失误，也不会有损自己在公众心目中的形象，还有利于维护上司的尊严，不至于使别人陷入被动和难堪。

抱怨时要注意，要让领导和同事切实感到，你是被所抱怨的事伤害了，而不是要攻击或贬低对方。

3. 善于做出让步

俗话说，忍一时风平浪静，退一步海阔天空。在适当的时候要善于做出让步，以免自己的心理压力太大或者增添烦恼给自己的生活带来很多不愉快。让步，其实也是一种豁达的心境，从本质上说就是"放下"。

4. 运用优势比较

优势比较法是去想那些比自己受挫更大、困难更多、处境更差的人，将自己的情绪逐步转化为平心静气。还可以寻找分析自己没有受挫感的方面，即找出自己的优势点，强化优势感，从而改善自己的情绪状况。

有一句谚语说，有一个因没有鞋穿而哭泣的小女孩，看到了没有脚的人，她停止了哭泣。

5. 别耽误工作

即使你受到了极大的委屈，也不可把这些情绪带到工作中来。否则，正常工作被打断，影响了工作的进度，其他同事会对你产生不满，更高一层的上司也会对你形成坏印象，而上司更有理由说你是如何不对了。要改变这么多人对你的看法很难，今后的处境就更为不妙。

6．提出解决问题的建议

当你对领导和同事抱怨后，最好还能提出相应的建设性意见，来弱化对方可能产生的不愉快。当然，通常你所考虑的方法，领导也往往考虑到了。因此，如果你不能提供一个即刻奏效的办法，至少应提出一些对解决问题有参考价值的看法。这样领导会真切地感到你是在为他着想。

7．学会情绪转移

一个人的情绪不是一成不变的，它不是从一开始生成就始终保持一种状态的，而是可以转移甚至是可以消失的。它就像一股水流，水沟的方向和形状决定了水流的方向和水体的形状，因此人们要想控制情绪，就要有一个好的"情绪出口"，把不良情绪清除出去，将情绪引导向有利于自己的方向。

清除不良情绪的方式有发泄与宣泄，但二者不同。发泄有即时性、冲动性、条件反射性的特点，所以往往后果不可控制、不堪设想。我们强调要采取宣泄的方式来清除不良情绪。宣泄与发泄的最大不同是主动性地选择合适的时间、合适的方式、合适的地点对不良情绪进行疏导，方式要合理、文明、高雅、富有人情味。当有意识地将不良情绪和内心的压力排泄出去，释放了积聚的不良能量以后，紧张情绪得以缓解，压力得以减轻，身心会趋于新的平衡。

处理坏情绪的方法

这里给大家提供的几招，是对已经产生了坏情绪的处理方法，供大家参考。

1. 文字法或涂鸦法

在感到痛苦、难受时，将自己的感受、经历、想法统统写出来，想到什么就写什么，不要考虑形式，也不管内容是否连贯，只要是当时想到的，都可以写。或者拿一支铅笔、彩笔在一张大纸上随意涂抹，说不定你能在解决情绪问题的同时，创作出一幅高水平的抽象画。

2. 幽默法

生活中不能没有幽默。当事业遇到阻力时，幽默给你带来良好的心态，让你释怀；当你情感遇到挫折时，幽默是有效的润滑剂，缓解矛盾，一笑泯恩仇；当你健康情况欠佳时，幽默是最好的"开心药"，使你消除紧张，祛除病痛，让你生活多一点趣味。幽默体现了一个人的智慧和情趣。

我们每年要派专家去塔西南勘探开发公司职工医院提供技术支持。职工医院有一个维吾尔族司机，我们都亲切地喊他"老木"。他是一个很有幽默天赋的人，汉族的歇后语他记得比我们还多，而且总能恰如其分地运用。他遇到不快乐的事情时，会把所有的忧愁用幽默一笑带过。比如说被警察罚款了，他就在车里说上几句，开涮一下，再说几句玩笑话就过去了。他的幽默无不体现出他的聪明才智和对生活的积极理解，所以他给我们留下了深刻的印象，难怪凡有分院领导到总院来，被专家们问候最多的就是"老木"！

3. 痛哭与喊叫

当你感觉太压抑时，应该适当发泄出来。找个僻静的环境大喊大叫；或者晚上在家里把灯光调暗点，放着《思乡曲》《辛德勒名单》《梁山伯与祝英台》等催人泪下的音乐，回想经历过的不满和伤心、委屈和郁闷，抱着枕头酣畅淋漓地大哭一场，都可以让情绪得到尽情的发泄，不过最好别让对自己不友好的人看见，要不然那种怪异的眼神也会让自己难受。当然，你要不在意这种眼神也没关系。

维吾尔族人喝酒时喊"hexie"（颇像和谐的音译）。在新疆有个工厂领导就把这个"号子"作为一个很好的比赛项目，看谁喊的时间长，长者获胜有奖！真不失为一举多得的好办法——宣泄了不良情绪，增进了相互之间的感情，锻炼了肺活量，促进和谐……不得不佩服这位领导的创意！

4. 逛街购物法

这是女人们爱采用的解压方式。既然心情不好，那就给自己来点物质安慰。大商场里、专卖店里、品牌屋里，平时要下很大决心才敢买的东西，这时候想不了那么多了，买呀！爽呀！

要知道人为什么在买东西的瞬间快乐吗？因为只有在那个时候刷不刷卡、点不点支付、掏不掏钱是自己可以控制的，那个时候的"掌控感"百分之百地爆棚！至于买回来的东西用不用那是后话。

5.自我激励法

人在遇到挫折、感到痛苦时最需要激励，但是人们往往在这时会受到责备，或者进行自责，所以保持健康的心态需要进行自我激励，换句话说，心理健康的人会进行自夸！特别是在遇到挫折时，他们会在内心深处对自己进行表扬！

"我能行！""我是最棒的！""我是一个坚强的人！""困难只会增加我的勇气！""我是一个勤奋付出的天才！""我随时随地都可以保持理智的头脑！"

6.积极行动法

俗话说，"扫帚不到，灰尘是不会自己跑掉的"，化解不良情绪的目的还是为了解决问题，如果问题不解决，情绪会越来越恶化。所以遇到挫折时，我们只有面对问题，充分准备，勇敢、积极地解决问题。

例如，你不得不进行一次让你感到害怕的演讲，那么只有提前准备材料，书写提纲，预先练习。在走上讲台时虽然心跳加速，但你鼓足勇气大胆发言，随着演讲的进行，你自信心慢慢增加了——原来不过如此！原来我也可以！正如一首歌中所唱的"不经历风雨，怎么见彩虹"，人正是在挫折和压力之下百炼成钢，逐渐成熟起来的。

7.冥想法

你可以用几分钟时间，随意想象一些让自己感到舒适的事情，例如：躺在海风吹拂的棕榈树下喝着椰汁；在金色的胡杨林中吃着喷香的烤肉，听着悦耳的新疆民歌；走在铺满落叶的小路上，迎面吹来清爽的微风；在遍地花草的牧场上，看到清凉湖水的感觉……

在这样的想象中，你的挫折感、压力感会渐渐地减轻。

调节情绪的方法还有很多很多，只要用心就能找到。但每个人的心理特征不同，管理情绪的方法也会有很大差异，不同的技巧适合于不同的人群。你认为有效的技巧别人不一定适合；对别人效果好的方法不一定就适合你。还有一点要注意，管理情绪不能仅掌握一种方法，可以多种方法综合应用。

如何减少不良情绪产生

在生活和工作中，有很多不良情绪来源于不切实际的思想和信条，因此，改变思维模式是减少不良情绪产生的一种根本方法。那么，如何给自己创造一个轻松的思维空间呢？

1. 建立积极信念

关注积极体验，关注环境与事件的积极意义，关注幸福感、满意感、快乐感，建构对未来的乐观主义态度和对生活的忠诚；培养和提升爱的能力、工作的能力、创造性思维和积极的人际关系等。

大家还记得汶川大地震那些被埋了很长时间最后奇迹般生还的人吗？还记得山西王家岭煤矿透水事故被困井下最后升井成功的矿工吗？很多人坚持等待到救援，都是凭借着有一个坚定的积极信念！这就是阳光心态、积极信念的力量。

2. 选择遵循满意原则

人们为什么面临选择就会有压力，会产生不良情绪？这是因为要选择，就要权衡，要权衡，就容易患得患失，容易后悔。

诺贝尔经济学奖得主、心理学家凯尼曼教授用他的心理学研究挑战了传统经济学的"理性经济人"假说，认为人从根本上并非仅仅追求利益最大化，而是追求感受最大化，认为利益的满足归根结底还是"心理感受"的满足。比如，早晨上班要穿什么衣服？一般会把自己的衣服逐一进行比较，然后选择出一个相对满意的。

西蒙教授还提出了"心理能量有限"说，意思是人的心理能量有限，决定了你的注意资源有限；同时，人的生命能量有限，决定了你不会去无限制地比较。因此，面对选择，决策的原则是满意就好、差不多就行，没有完美——这就是科学、合理的决策。

所以，要学习做到：无论面对什么环境都能决策；无论什么决策都不会后悔，欣然接受。

3.改变惯性思维

人们在一定的环境中工作和生活，久而久之就会形成一种固定的思维模式，使人们习惯于从固定的角度来观察、思考事物，以固定的方式来接受事物。惯性思维常会造成思考事情时产生盲点，且缺少创新或改变的可能性。

一位学者给他的学生们讲了这样一个故事：五金店里来了位哑巴，他想买一枚钉子。他对着服务员左手做拿钉子状，右手做握锤状，用右手锤左手。服务员给了他一把锤子，哑巴摇摇头，服务员给了他一枚钉子，哑巴很满意，就离开了。这时五金店又来了位盲人，他想买一把剪刀。这时，学者就问，这个盲人怎样以最快捷的方式买到剪刀呢？一个学生说，他只要用手做剪东西状就可以了。

其他学生也纷纷表示赞成。学者笑着说，你们都错了，盲人只要开口讲一声就行。学生们一想，发现自己的确是错了，因为他们都用惯性思维思考问题。

能够将人限制住的，只有人自己。只要勇于重新考虑，一定能够找到不止一条跳出困境的出路。

4. 换个角度看问题

有许多的环境或者现实问题凭借我们个人的力量是无法改变的，与其纠结其中让自己苦闷，不如从另一个角度重新评价一下，也许感觉就会有所不同。

我们常常说，事情本身并不重要，重要的是对事情的看法。

当我们无法改变现状时，不如换个角度看待同样的问题，你的心情会明媚许多。真的是换一个字眼就换一种心境，换一个角度就换一片天空。

5. 换位思考有帮助

换位思考是人对人的一种心理体验过程。将心比心、设身处地是达成理解不可缺少的心理机制。它客观上要求我们将自己的内心世界，如情感体验、思维方式等与对方联系起来，站在对方的立场上体验和思考问题，从而与对方在情感上得到沟通，为增进理解奠定基础。它既是一种理解，也是一种关爱。

我们有很多员工，包括自己的父母、领导可能都没有接触过有效人际沟通的相关知识，在沟通中，难免会有让自己或对方感到被"冒犯"、被"误解"、被"羞辱"的时候。如果对此耿耿于怀，心中就会有解不开的"疙瘩";如果我们能深入体察对方的内心世界,或许能达成谅解。

6.扩大你的参照系

心理学有个视网膜效应,讲的是当我们自己拥有一件东西或一项特征时,我们就会比其他人更注意别人是否跟我们一样具备这种特征。比如你买了一件红裙子,你会发现怎么满大街都是穿红裙子的人?你千挑万选买了一辆车,却发现怎么满大街跑的都是那一款的车呢?

当你的注意力集中在不良事件时,你看到的所有事情都与这件事有关,更会使这种不良感受变得敏锐起来。

正如英国文学家萨克雷先生所言:生活好比一面镜子,你对它哭,它就对你哭;你对它笑,它就对你笑!只有当我们笑着面对这个世界时,这个世界才能笑着面对我们。以一种欣赏的眼光面对周围的一切,我们的工作、生活才能充满快乐!

我们无法改变生命的长度,但可以通过努力不断扩大参照系,从家庭,到朋友,到社区,再到企业、国家和民族,甚至地球、宇宙和自然,来丰富生命的内涵,拓宽生命的宽度,提升生命的境界。

扫码听音频

放松指导语

你常被紧张情绪困扰吗

　　紧张是人体在精神和肉体两方面对外界事物反应的加强。我们知道，适度的紧张是我们生活和生存所需要的，但过度的紧张则使人睡眠不安，思考力及注意力不能集中，严重时可引起头疼、心慌、腰背痛、疲劳等症状。那么，你是否常常被紧张情绪所困扰呢？你能保持一份平常心吗？

　　测试：

　　1.你时常怀疑别人对你的言行是否真的感兴趣。

　　　　A. 是的　　　　　B. 不太确定　　　　　C. 不是的

　　2.你神经脆弱，稍有一点刺激你就会战栗起来。

　　　　A. 时常如此　　　B. 有时如此　　　　　C. 从不如此

　　3.早晨起来，你常常感到疲惫不堪。

　　　　A. 是的　　　　　B. 不太确定　　　　　C. 不是的

　　4.在最近的一两件事情上，你觉得自己是无辜受累的。

　　　　A. 是的　　　　　B. 不太确定　　　　　C. 不是的

　　5.你善于控制自己的面部表情。

　　　　A. 不是的　　　　B. 不太确定　　　　　C. 是的

　　6.在某些心境下，你会因为困惑陷入空想，将工作搁置下来。

　　　　A. 是的　　　　　B. 不太确定　　　　　C. 不是的

7. 你很少用难堪的语言去刺伤别人的感情。

  A. 不是的   B. 不太确定   C. 是的

8. 在就寝时，你常常会：

  A. 不易入睡   B. 不太确定   C. 极易入睡

9. 有人侵扰你时，你会：

  A. 总要说给别人听，泄泄己愤

  B. 不太确定，可能不露声色，也可能说给别人听，泄愤

  C. 能不露声色

10. 在和人争辩或险遭事故后，你常常感到震颤，筋疲力尽，而不能继续安心工作。

    A. 是的   B. 不太确定   C. 不是的

11. 你常常被一些无谓的小事所困扰。

    A. 是的   B. 不太确定   C. 不是的

12. 你宁愿住在嘈杂的闹市区，也不愿住在僻静的郊区。

    A. 不是的   B. 不太确定   C. 是的

13. 未经医生许可，你是从不乱吃药的。

    A. 是的   B. 不太确定   C. 不是的

计分方式：

选 A=0 分；选 B=1 分；选 C=2 分。然后累计总分。

结果分析

16～26分：你时常被紧张情绪困扰。

你时常被紧张情绪困扰，缺乏耐心，心神不定，过度兴奋；时常感觉疲乏，又无法摆脱以求宁静。在集体中，对人和事缺乏信念。每日生活战战兢兢，不能控制自己。

你可以认真分析一下导致心理紧张的原因，如果是外来的，要设法克服；如果是内在的，就应学会"忙里偷闲"，培养多方面的兴趣，使自己绷紧的弦放松下来。

9～15分：你有适度的紧张情绪。

你紧张度适中，利于完成自己的学习或工作任务，生活很充实；偶有高度紧张之感，可积极加以控制和调节。

8分以下：你总是心平气和。

你心平气和，通常知足常乐，能保持内心的平衡。但有时过分疏懒，缺乏进取心。因此你要提高自己的进取心了，不能过分安于现状。

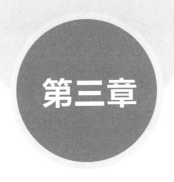

第三章

人际和谐：
别输在不懂人情世故上

　　心理学研究表明，人际关系在我们的生活中有举足轻重的作用。与他人建立良好的人际关系，不仅可以缓解我们在工作、生活中的孤独与寂寞，还对我们的身心健康有着不可替代的影响。本章把大家常见的问题用心理学原理进行分析和阐释，并结合实际，介绍一些心理学的技巧与方法，从而促进人际和谐。

扫码看视频

不同文化下的人际关系

第一节

人的一切烦恼，都源于人际关系

人际关系是指人对人的影响与依赖，是我们在与人相处过程中所结成的一种心理关系，是每个人都离不开的。

人是社会性的动物，与他人进行有意义的交往是人类社会生活的前提。心理学家指出，归属的需要是人类最重要、最基本、最广泛的社会动机。有人研究了人们的时间利用，发现人们大部分时间是与他人在一起（青少年74%，成人71%），并且和他人在一起的时候，表现得更快乐、警觉和兴奋，可以减少自己的恐惧和焦虑；人们寻求与他人交往、交朋友并进一步发展成为亲密关系的倾向源于自身生存的遗传特质。可以说，为了生存，人们需要和他人交往。

在社会交往中，人们不仅相互感觉、相互认识，而且也形成一定的情感联系，这种情感联系集中表现在人际吸引上。换句话说，人与人的相处与人际吸引有关，吸引力法则提示：吸引力大的，相处的意愿大；没有吸引力的，自然少有人愿意共处。

人们为什么互相吸引

1. 人类的亲和需求

心理学家阿特金森等人认为，有两种动机影响人们的社会交往：一是亲和需求，它是指一个人寻求和保持积极人际关系的愿望；二是亲密需求，指人们追求温暖、亲密关系的愿望。

人类的亲和需求与两方面的因素有关。

第一个因素与社会比较有关，它强调人们通过社会比较获得有关自己和周围世界的知识。人们不仅通过社会比较来判断自己的能力和自我概念，而且通过它获取有关自己情绪甚至朋友选择方面的信息。

第二个因素与社会交换有关，人们通过社会交换获得心理与物质酬赏。包括以下六方面。

依附感的获得：这种依附小时候指向父母，成人后则针对配偶或亲密朋友，这种依附能给人提供安全及舒适感。

社会整合：通过与他人交往，并与他人拥有相同的观点和态度，产生团体归属感。

价值保证：得到别人支持时所产生的自己有能力有价值的感觉。

可靠的同盟感：通过与他人建立良好的关系，意识到当自己需要帮助时，他人会伸出援助之手。

得到指导：与他人交往可以使我们从他人那儿获得有价值的指导，比如从医生、朋友以及老师等处。

受教育机会：与他人交往能够使我们有机会接受来自他人的教育。比如，我们常说的"三人行，必有我师焉"。

2．为了克服寂寞

心理学对寂寞所做的定义：当人们的社会关系缺乏某些重要成分时所引起的一种主观上的不愉快感。比如当你远离自己的故乡到异地工作或是去他乡求学的时候，在最初的一段时间内，由于人生地不熟，你就会觉得自己的社会关系中缺乏你所熟悉的、需要的支持与关爱，你必然会有寂寞的体验。

心理学家把寂寞分为情绪性寂寞和社会性寂寞。情绪性寂寞是指没有任何亲密的人可以依附而引起的寂寞。社会性寂寞则是指当人缺乏社会整合感或缺乏由朋友或同事等提供的团体归属感时产生的寂寞。比如，远在国外生活的人常常会因为作为一个来自不同文化的人，观念和行为很难融入当地人的生活中，缺乏社会整合感和团体归属感，而产生寂寞。

在谈到寂寞的时候，我们还需要弄清楚它与孤独的不同：孤独是一种与他人隔离的客观状态，孤独可以是愉快的或不愉快的，如科学研究者经常是孤独的，但是他们是在孤独中探索科学的启示与技术的进步，所以尽管孤独却并不寂寞。

影响人际吸引的因素

许多因素对人与人之间的关系和依赖产生影响，心理学研究表明以下五方面比较重要。

1. 个人特质

一个人的某些特征会决定他是否受人喜爱。在一项研究中，收集了数百个用来描述个人特质的形容词，让大学生评定对具有其中某项特质的个体的喜欢程度。结果发现，真诚是最重要的特质，另外两项特质为"温暖"及"能力"，而被评定为最低的特征是说谎及欺骗。

真诚，我们都好理解，但"温暖"是什么意思呢？温暖是影响我们形成对他人第一印象的主要特质。什么因素让人觉得温暖呢？当人们对其他人有正性（积极）态度时便表现出温暖，所以温暖的人较受人欢迎。

另外，人们往往比较喜欢有能力的人，能力所涉及的范围很广，如智力、社交技巧等。在社会生活中，聪明的人较受欢迎，但有时候过于完美反而引起他人不舒服。有一项实验证明了"能力使人喜欢"的一般效果，即表现优异的人受人欢迎。但是他们还发现了另一个有趣的结论，就是当优异者有了一点小小的疏忽或失态时，比他毫无失误时更受欢迎。

还有就是外表的吸引力。人们最容易注意的是他人的外表，在其他条件相等的情况下，漂亮的人更招人喜爱。外表之所以有如此强烈的影响力，一是因为晕轮效应的存在，用通俗的话来讲就是"美的就是好的"。另一个因素是所谓的"漂亮的辐射效应"，人们认为让别人看到自己和特别漂亮的人在一起，能提高他们的大众形象，就像对方的光环笼罩着自己一样。

2．相似性

人们倾向于喜欢在态度、价值观、兴趣、背景及人格等方面与自己相似的人。

影响相似性有三个重要的来源：一是人口特征的相似性，它包括性别、民族背景、信仰、社会阶层以及年龄；二是态度的相似性；三是外表相似性。在选择约会对象及婚姻方面，心理学家发现人们往往倾向于选择与自己在长相上相似的异性做伴侣，这种倾向被称为"匹配假设"。国外对约会情侣的一项研究发现，这些情侣在年龄、智力、宗教、外表吸引力甚至身高上都很相似。还发现那些背景最相似的情侣，一年以后分手的可能性也小。

为什么相似性对人际吸引如此重要？国外学者的平衡理论认为，个体有强烈的欲望要维持自己对他人或事物态度的协调一致性，而这种一致性可以通过喜欢或不喜欢达到：喜欢某个人，而同时与他在某个问题上有不同意见将导致心理上的不愉快，因此人们便借喜欢那些支持自己意见的人，或反对与自己不同的人，从而使认知达到平衡。

3．互补性

在恋爱与婚姻关系中，人们有时候喜欢与自己在某些方面相反的人。国外学者对 37 个文化群体的研究发现，在异性关系中男性喜欢年轻的女性，而女性却喜欢老一点的男性，他们将这种现象叫作相貌换地位：男性喜欢年轻女性是因为她们漂亮，而女性喜欢老一点的男性是因为他们成熟且有地位。这种互补性有时候也表现在交往双方的性格上，如夫妻双方性格的互补性就能使家庭生活更有意思。

4. 熟悉性

熟悉性也会对人际吸引起作用。以巴黎人对埃菲尔铁塔为例，开始建造时人们非常愤怒，认为它很讨厌，就好像在这美丽的城市中拴上一颗大螺丝，破坏了原来的景色。可是今天它变成了令人喜爱的纪念塔，甚至成为巴黎的象征，是熟悉感特性培养了人们对它的喜欢。

熟悉性导致喜欢的最常见现象就是曝光效应：某个人只要经常出现在你的眼前，就能增加你对他的喜欢程度。当然，曝光效应也有限制：一开始对他人的态度是喜欢或至少是中性时，见得越多才越喜欢；如果一开始就讨厌对方，那么见得越多反而越讨厌。

5. 接近性

与他人住得近也是影响人际关系的因素之一。学者对社区友谊模式的研究发现，人们住得越近就越有可能成为朋友。接近性为什么能引起喜欢呢？首先，接近性能增加熟悉性，而越熟悉，喜欢的可能性越大。其次，接近性也与相似性有关，在有选择的情况下，人们往往愿意选择在某些方面与自己相似的人为邻居。最后，从社会交换的观点看，物理距离上的接近性使得你更易获得来自他人的好处，他人可以随时帮助你，与这样的人交往，你可以用较小的代价换取较多的好处。

对中国人来说，人际关系更是被放在了一个重要的位置上。除了与西方人同样的发展思路，中国人建立人际关系的方法还有自己的特色。

前些年流行过这样的顺口溜：一块儿扛过枪、一起下过乡、一起周过窗……就是铁杆兄弟，关键时刻这些关系会相互帮助。

人脉网中你属于哪种类型

下面看看你在人脉网中属于哪种类型。如果你想在你家的周围筑一道围墙，你会用下列哪一种材质呢？

A. 木质　　　　　　B. 铁质

C. 砖质　　　　　　D. 在房子的周围栽上树

结果分析

选A：爱恨分明型。

对于你喜欢的人，你会热情与之交往，对于你讨厌的人则冷若冰霜，一副不爱搭理的样子。你是爱恨分明，交友很有选择性的人。由于你交友很投入，所以你也可能因看错人而吃亏上当。你应该重新到你的"渔网"里审视一下，看看有没有鱼目混珠的情况。

选B：社交家型。

你有着社交家的聪明和睿智，还有非常宽阔的心胸，可以接纳任何人。你是个活泼开朗的人，与任何人都能交际，是个社交家的类型。你拥有许许多多同性和异性朋友，你很像良莠不分的互联网，但值得注意的是，别一味充当好人，以免被别人误会。

选 C：感情泛滥型。

你就像是一个自信又不服输的大蜘蛛。你精心织就了一张有吸引力和诱惑力的大网。经常有些懵懂的人成了你的猎物，尤其是那些感情丰富的异性。但是主动权不会永远在你手里，还是别利用别人的天真为好。

选 D：外冷内热型。

你对朋友的标准要求很严格。能够成为你朋友的人都是经过你严格筛选的，你表面上看起来生硬又消极，与那些人不熟的时候你不会多说话，只有关系融洽了才能展示你开朗活泼的一面。你的朋友不多，但都是很知心的朋友。就算你身边的人不多，你也不会感到孤独，反而总是感到很温暖。

扫码看视频

嫉妒是不是毒瘤

第二节

所谓人际高手，就是让人心里舒服

曾有人对各类单位的人际关系做了如下盘点。

最容易走向极端的——同体系内：上班是同事，下班是邻居，流动性小，抬头不见低头见，要么热乎得像一家人，要么老死不相往来。

最如履薄冰的——私企：你的"下属"可能就是老板的"上司"，一个不起眼的同事也不能小瞧，要迅速摸清公司里的各种人际关系，把这个打理清楚了，也就成功了一半。

最明确的——外企：这里最重要的因素不是人，而是职位。只要职位明确，人际关系自然明确。

最合拍的——诸如网络等新公司：最突出的表现是在下班后，一帮同事常聚在一起吃饭、聊天、交流情感，同事交往几乎完全代替了社会交往。

在工作与生活中，我们的困惑、苦恼、焦虑、兴奋、快乐等一般来自人与人之间的相互关系，我们几乎所有的行为都与别人有着千丝万缕的联系。工作中，我们要与领导、同事、下属相处；生活中，我们要与朋友、同学、陌生人相处；家庭中，我们要与父母、爱人、孩子相处。我们几乎用 60% 的时间和精力来处理各种关系！

如果我们与人相处得好，在工作中，就能充分协调合作，实现多出成绩、早出成绩的效果；在生活中，就能赢得朋友的友谊和帮助，真正做到左右逢源；在家庭中，就能营造出美满和谐的氛围，享受天伦之乐。

如果我们不善于与人和谐相处，外面的人际关系一团糟，家里面也搞得一片乌烟瘴气，那人生还有什么幸福可言啊？

可见，我们有必要学习怎样与人友好相处，掌握一些心理学的技巧，处理好人际关系。

初次见面

我们是否常听到这样的话。

"我从第一次见到他，就再也忘不掉了。"

"我不喜欢他，也许他给我留下的印象太糟了。"

"从这个人一进门开始，短短时间内，我就知道他是否合格。"

这些话说明了什么？说明大多数人是以第一印象来判断、评价一个人的。对方喜欢和你交往，可能是因为你给他留下了很好的第一印象；对方讨厌你，可能是你留给他的第一印象太糟。

这就是心理学的"首因效应"，也叫"初始效应""第一印象效应"。人们会不自觉地依据第一印象评价某人或某物，在以后的交往中也会不断地验证第一印象。

所以，在现实生活、工作中，利用首因效应可以帮助我们顺利地进行人际交往。如何才能给对方留下良好的第一印象呢？

心理学的研究证实，第一印象的 55% 取决于你的外在形象，包括服装、个人面貌、体型、发色等；38% 取决于你如何表现自我，包括语气、语调、手势、站姿、动作、坐姿、距离等；7% 才是你讲的真正内容。

在你和别人一见面的瞬间，对方基本上就已经对你有了初步的评价。为此，与人初次见面，应对自己的一举一动、一颦一笑多加注意。

我们再接着讲一个故事。

日本前首相田中角荣是个懂得心理学的政治家，他非常善于处理事务，对付各种请愿团更是有一手。他有一个习惯，如果接受了某团体的请愿，便不会送客；但如果不接受，就会客客气气地将客人送到门口，而且一一握手道别。

田中角荣这样做的目的是什么呢？是为了让那些没有达到目的的人不埋怨他。结果也如他所愿，那些请愿未得到接受的人，不但没埋怨，反而会因为受到他的礼遇而满怀感激地离去。

从心理学角度来讲，田中角荣的做法很有道理，他运用的是"近因效应"。

"近因效应"就是指交往中最后一次见面或最后一瞬给人留下的印象，这个印象在对方的脑海中也会存留很长时间，不但鲜明，且能左右整体印象。如果你在与人初次会面的过程中，出现了某种失误，或是表现平平的话，可以在分手之前做一个良好的表现，以改变对方对你原来的印象。

要注意，我们不能仅强调"首因效应"，而对"近因效应"缺乏认识，否则就会出现"虎头蛇尾"，导致功亏一篑。

友好交谈

倾听的能力是一种艺术，也是一种技巧。倾听是我们获取更多信息、正确认识他人的重要途径。古人曰，听君一席话，胜读十年书。一个人总是张嘴说，学到的东西会很有限，了解的真相会很少。如果你乐于倾听，乐意分享别人的信息与情感，别人也会乐意给出建议，你会学到很多发现问题和解决问题的新方法。

人们的倾听不足远远超出我们的想象。在一次家庭聚会上，家庭主妇想看看到底有多少人能做到用心倾听，在上蛋糕时，她对那些正谈论得热火朝天的客人们说："蛋糕来了，我在里面加了点砒霜，你们尝尝好不好吃。"居然没有一位客人提出反驳，还连夸好吃！

这说明什么？在生活中有太多的因素阻碍了我们的倾听：倾听者的注意力不集中；倾听者打断说话者；倾听者缺乏自信；倾听者过于关注细节；倾听者任由自己分心；倾听者心存偏见；倾听者不重视信息，等等。说明一个人倾听效果的好坏，不在于倾听能力的高低，而在于其用心程度！

当你有效地倾听后，你也要恰当地表达。

每一个人性格不同，表达方式不同，理解的信息不同，接受问题的方式也不同。无论从事什么工作，你都需要掌握一定的表达技巧。能与不同对象在不同场合侃侃而谈，这是很多人所向往的。

懂得说话技巧者，掌控事情；掌握说话技巧者，影响他人。卡耐基曾经说过，一个人的成功，约有 15% 取决于知识和技能，85% 取决于沟通的能力，即发表自己意见的能力和激发他人热忱的能力。的确，善于沟通的人往往令人尊敬、受人爱戴、得人拥护。

每一个人跟别人相处的时候，都会不自觉地衡量对方对自己的亲善程度。

表达亲善程度可以通过声音来实现。有一个沟通心理学的原理：在面对面沟通中，影响沟通效果的决定因素有三个，外表形象、声音、内容。有意思的是研究发现它们对效果的影响度分别是 55%、38%、7%，也就是说，当一个人外表被接受时，说话的声音（语调、语速、声音高低、柔和与否）决定了能否被别人接受，而说话的内容处于次要的地位，我们常说"说什么不重要，怎么说才重要"就是这个意思。

声音是一面镜子，声音可以表现自我，提高影响力。因为声音而喜欢某个人，因为声音而讨厌某个人，这样的感受可能每个人都有。

人际沟通专家说声音是一个人的"有声自我"，在人们的互动中传递着三分之一的信息。声音像一面镜子，它能传递出人们许多潜在的信息，直接影响沟通效果。

据说美国一位女演员用悲伤语调念 26 个英语字母，竟使听众落泪；而一个波兰喜剧演员用另一种语调念同样的 26 个字母，却把听众引得哄堂大笑。

与人沟通，必须重视声音的表现力，一方面辨别别人的声音，了解别人的心情；另一方面要善于发挥声音的作用，用声音表现自我。

增进友谊

与人交往是一种复杂的技能，增进友谊的方式也多种多样，多了解、多学习、多体会、多练习，将有利于营造良好的人际关系。

1. 求同——增进友谊的起点

通常，人们喜欢和自己有共同之处的人交往，这就是我们提到的人际吸引的相似性原则。心理学观点是，和自己共同之处越多，就越容易相互理解，相互交往也就越容易。不是都在说"老乡见老乡，两眼泪汪汪"吗？性格相似的人更容易成为好朋友，而观点、态度、思想、见地、情感经历等相同或相似都可以促进人际间的交往。

因此，要想有效建立和培养友情，一定要善于寻找相互间的共同点。当然，找共同点并非我们的目的，在交往中找到的共同点要说出来，要让对方知道，别闷在心里，特别是共同的经历、体验、观点、感受等。大多数场合下，我们都可以说："我们有共同的……"这样可以有效地拉近彼此的心理距离，增加交流的内容和素材，增进友谊。

我们现在能理解了吧？为什么石油人看见"宝石花"那么亲切！为什么我们说"天下石油一家人"就那么温暖——相似性原理。

2. 赞美——人际关系的润滑剂

在物质生活问题解决后，人类最渴望的就是精神上的满足：被了解、肯定、赏识和赞美。没有人穷得以至于给不出一句赞美；没有人富得以至于不需要一个赏识。当人被奉承的时候，就会忍受很多平时不能忍受的事情。

试想一下，有一项非常让人头疼的工作，谁也不想去做。这时，你被领导找去了。领导跟你说："我思来想去，这项工作交给你最合适，你有魄力、肯吃苦、善于动脑筋，还有很好的人缘，再没有人具备你这些优点了，这件事交给你做，我放心！"这时的你是什么状态？打掉牙往肚子里咽也会接受这项工作吧？而且还会做得更好！——鼓励、赞美会培养自信，促进发展。

赞美的关键是适时、恰当。适时就是要抓住时机，只要我们注意观察，就可以发现一个人在什么时候是最希望得到肯定的。恰当，就是要在一定程度上实事求是。

因此，增进友谊的另一个关键是学会欣赏、善于称赞。

3. 意译——表达理解的妙方

每个人都渴望被别人关注，每个人都希望能被理解，但通常这种小小的心理需求很难得到满足。

很多时候，我们理解我们的朋友，却不知道该如何表达这种理解。在我走访的过程中，很多人都向我提起这样的困惑。在交流时，有些人要么点点头，要么"哼""哈""嗯"几句，年轻人可倒好，直接一个表情符号发过来，弄得双方都很纳闷："他到底明白不明白我的意思呢？""他这是想说什么呢？"

我去乍得时认识了一位随队医生小钱。因为海外员工的心理困惑有即时性、多样性的特点，而我不可能在乍得停留很长时间，他也不可能一下子了解所有心理学知识，就互留了 QQ 号，商定有问题可以随时探讨，我们也经常在 QQ 上分析各种困惑的原因及应对办法。

事情就这么凑巧。他准备回国休假了，而我刚好也没有出差安排，就约定他回国时我去机场接他。在回国的当天，他告诉了我航班号，同时还附带了这样一句话：我的手机借给同事了，联系不方便。我查询好了航班时间，再看这句话，怎么都觉得是话里有话："什么意思呢？同事没有手机？托词吧？不方便见我？不愿意见我？"我再用 QQ 询问时就没有了回音，我也就真这样理解了。第二天下午，我接到一个陌生电话——小钱！用别人的手机打来的，他刚下飞机，在首都机场。我一下子就蒙了，这多不好啊，我没有去接他！我赶快调车，这时医院里的车不是限号不能跑就是没在家，我真是懊恼死了——我的理解是错的！

几经周折终于见到了小钱，我们俩就这个信息进行了交流，原来，他的手机真的借给了同事，他是在上飞机之前用手机给我的 QQ 留了言，而我有意译错误，双方没有机会就准确含义做进一步的沟通！

有时候还有这样的情况，没等对方说完我们就急于评论和提出劝告了，这也是一种意译错误！在交往中，很多时候其实对方并不需要你出主意，而更多的是希望你能理解他的感受、他的心情、他的处境，也就是说，他需要的仅仅是你的关心和理解而已。这时候你该怎么做呢？准确意译并给予反馈！

你可以看着对方说："哦！我懂你的意思了。""啊！真是这样啊！""嗯！我也有同感呢！"

这种方法可以很好地满足对方渴望被关注、被理解这一需要，你如果熟练运用，就拥有了获得别人好感的交际工具——善解人意。

尊重他人的安全圈

这个话题看上去好像和前面讲的三个技巧不属于同一类问题，但如果你不知道尊重他人的安全圈，前面三点做得再好也会导致你出现败笔。

两个不同地域的人交往常常会出现这样有趣的现象：一个美国人和一个阿拉伯人一起谈话，美国人边说边往后退，而阿拉伯人边说边往前走，当他们聊完以后，他们的位置已经离刚才碰面的地方很远了。这是因为美国人与人交往的时候需要保留一定的距离，他们认为这样才比较有礼貌。相反，阿拉伯人往往喜欢与对方拉近距离，这样才叫有礼貌。

每个人在心理上都需要一个最小空间范围作为身体缓冲区域来保护个人环境免受社会侵害，这个空间范围是一个围绕在身体周围、看不见的心理学上的概念"心理安全圈"。

一般来说，根据关系的远近，这个空间范围有所不同。私人距离在 0.5 米之内，也称为"亲密距离"，仅适用于家人、恋人与至交；0.5～1 米为交际距离，也称为"常规距离"，用于握手、面对面交谈等一般性的交际应酬；礼仪距离是 1.5～4 米，也称"敬人距离"，用于会议、演讲、庆典、仪式及接见；4 米以外是公共距离，又称为"有距离的距离"，用于在公共场所同陌生人相处。如果没有特殊的环境限制，比如飞机上、火车上、公交车上等，在交往中你要注意尊重交往对象在空间上的需求，不能盲目冒进过分侵入对方空间，这样会给对方造成压力，反而破坏人际关系。

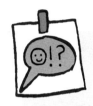

与人交往你设防吗

假设你休假的时候，一个人到外地一座很有名的高山去旅行。结果当你在森林里散步的时候，看到像极光一样闪闪发亮的光芒，光芒所在之处是第三空间的入口。在那一瞬间，你被吸进这个异次元的缝隙中，然后被扭曲的空间捆住了，怎么办？因为这次你是一个人到外地去玩，所以没有人知道你在这里，连你最亲密的朋友也不知道……你的内心开始充满恐惧，设身处地想一想，那个扭曲的空间有多大呢？

A. 非常狭窄，连转身都无法转

B. 有足以让自己转动身体的空间

C. 它的宽度可以让自己轻松通过

D. 里面的空间非常宽广

结果分析

选 A：毫无防备型。

你的内心没有防卫的警戒线，很容易相信别人，不管跟谁都可以打成一片，这或许可以算是一种优点，但这样的你很容易被骗，就算不喜欢怀疑别人，也要跟对方保持适当的距离。

选 B：过度正直型。

像你这种类型的人个性非常爽朗，会把自己的一切毫无保留地表现出来，而这正是你的优点所在，不过，如果说话太直接，很可能会被朋友当成一个"不会看场合说话的笨蛋"。

选 C：小心翼翼型。

这种人即使在恋人或朋友面前也不会打开心扉，个性非常神秘，却自认为个性非常开放，因此别人经常会觉得"真不知道他在想什么"，这样的你可以说有些孤僻，要多注意。

选 D：过分警戒型。

你是否一直把自己关在象牙塔里？你希望爱情、友谊与机会能够降临自己身上，这样的你会对许多事情抱着希望。如果凡事不主动些，就很容易因为个性孤僻而被大家误会。

扫码看视频

闲谈莫论人非

第三节

如果没有沟通力，其他的能力都会归零

我们已经谈了很多沟通技巧，现在反过来谈一下沟通的概念，如果这个基本概念没弄清楚，很可能还是会在沟通上出现问题。

什么叫沟通呢？不见得所有人都能把它描述准确。简单地说，沟通就是传递信息、达成共识、交流情感。

什么是沟通障碍呢？

就是信息没传递出去，或传递出去了别人没理解，或理解了但不全面或不准确甚至误解等，反正是"沟"而没"通"。

在人们沟通信息的过程中，常常会受到各种因素的影响和干扰，使沟通受到阻碍。这个障碍可能是发送者造成的，也可能是接收者的问题，或者是信息传播通道的障碍，甚至几种因素掺杂，相互影响。

在沟通过程中，信息发送者的情绪、倾向、个人感受、表达能力、判断力等都会对信息的传递结果产生影响。

"词不达意""对牛弹琴"等都是在说信息发送有问题。

还有以下一个例子。

"我恨你！"看着这几个字，你大概只理解了字面意思，而感觉不到程度的轻重；假如一个人站在你面前，攥着拳头，咬着牙说这句话，你是否就能理解其中的一些情绪了？那么现在我们借用电视情景中的一个镜头：一个年轻漂亮的姑娘，坐在一个潇洒的小伙子身边，娇嗔地用小拳头敲打着小伙子，嘴里说"我恨你，我恨你"！请问，你体会到了什么？恨吗？不对！她爱死他了！

从信息接收者的角度看，也会有几个方面影响信息沟通的效果。比如我们上面的例子，如果小伙子不懂这是女孩子的撒娇、耍赖，可能就会出现相反的理解，也许真就急了！如果他没看见姑娘的表情也会理解不准确。

所以接收者对信息的解释、对信息的筛选及对信息的承受力都影响沟通的效果。说什么，怎么说，会影响沟通。同样，听见什么，怎么理解，也会影响沟通。

另外，沟通通道的问题也会影响沟通的效果，会出现沟通的误区。

常见的沟通误区

什么叫沟通的误区呢？我也没有找到准确的字面解释，大体是说，虽然沟通双方都很认真，都希望达成共识，但因为沟通的频道不同或者误解仍然导致"沟"而没"通"。

误区之一：认为别人所知道的跟自己一样多。

在我们职工医院里这种情形屡见不鲜，虽然各医院都强调要履行告知义务，要与患者和家属交流病情、沟通诊断和治疗方案，但往往医生很认真地交代病情，家属很认真地了解病情，最后发生纠纷时，分析原因仍然和沟通不足有关。奇怪了！不是都交代了吗？

问题就出在以为自己知道的，别人也知道。医生容易用专业术语谈论病情，病人及家属习惯用自己的知识理解医生所说，难免会出现"风马牛不相及"的结果，尽管医患双方都很认真。

有一个单位，从经理、部门负责人，到普通员工都很努力，工作也很有成就，但近一段时间发现大家自上而下都很有压力。原来，上级领导要来视察，经理就在全公司内做总动员，要求大家把做出来的优异成绩汇报给领导，尤其是要将亮点、优势、成绩展示出来。部门负责人摩拳擦掌，个个都铆足了劲，加班加点赶材料，但是做一遍经理不满意，再做一遍还是不满意，最后经理自己加班把材料总结了出来，当然拿出来的材料和部门负责人的侧重点不一样。有人问我，为什么他们那么努力加班加点，但怎么做都不对，问题出在哪儿呢？

大家分析一下，这是否存在沟通不良的情况？如果经理把自己掌握的亮点、优势、成绩和大家讨论一下；如果各部门负责人在知道自己的汇报材料得不到经理认同时主动咨询一下，那是否就明晰了方向、减少了很多不必要的加班？

当然，如果是经理想让大家开动脑筋、集思广益，那就是另外一回事了。

误区之二：在沟通方式中忽略了最有效的方式。

互联网及相关技术的发展使无纸化办公等应运而生，大大提高了工作效率。有什么通知，办公系统上就发了；有什么报告，电子邮件就传了。电子商务的开发给人的生活带来了便利，哪儿都不用去，网络上轻轻一点，东西直接送到家了。真的是快捷、高效！

随着快捷和高效而来的是面对面沟通的减少。面对面的沟通不仅能交流信息，还能交流情感。人们说的"人走茶凉"，从心理学角度讲的就是因为有了距离所以产生了疏离。

我们在庆祝中华人民共和国成立 70 周年之际，大家一起歌唱祖国，这有着很深的心理学意义：重建信仰、统一思想、缓解压力、联络感情……是不是红歌比赛都结束很多天了，大家回想起来还是兴致盎然！

另外，经过行为科学家的研究，面对面沟通时，三大要素影响沟通效果，其各自的比率：文字 7%，声音 38%，肢体语言 55%。

因此，不在于说什么，而在于怎么说。

误区之三：沟通行为不全。

沟通，不是简单的我说你听，或者你说我听，还包括反馈这个环节，如果缺了这个环节，沟通也会出现五花八门的结果。

你不信吗？我们做个小实验！

你可以在家里或在单位找几个人，让他们每人手中拿一张纸，闭上双眼，听你的口令来做折纸游戏。先约法三章：不许睁眼看别人的操作、不许说话讨论、不许提问题。

当全部做完后，一定是有许多种折法、许多种撕法，作品五花八门，也许有几个人就能出几个样。

怎么回事呢？这就是在沟通中，光有说、听是不够的，必须有反馈，检验说出来的与听到的是否一致，如不一致就调整，这样才能达成共识。

所以，如果你是领导，你交代给员工一个任务：你去做这件事，要把它做好啊！如果员工仅回答"好嘞"就认真去做了，你就一定要有所准备，他工作的效果不一定是你要求的那样。原因就是没有进行反馈，二人的理解可能会有差异。

误区之四：单向传递信息。

是否看过电视综艺节目里常有这样的"传话"游戏？一句话，经过几个被隔开的人传到最后一个人时，大家听到的是风马牛不相及的另一句话！

为什么呢？我们一直强调每个人的理解、表达等在沟通中都存在差异，在传递信息的过程中，又或多或少进行了加工，最后就是综艺节目中大家看到的结果。

当沟通渠道过长、组织机构庞大、内部层次多时，从最高层传递信息到最低层，从最低层汇总情况到最高层，容易使信息损失较大，出现信息打折、信息繁衍、信息扭曲等结果。

误区之五：未注意获得信息的偏好。

神经语言程序的研究发现：人们通过视、听、味、嗅、触这五种外感官来收集外界的资料，而大脑会使用三种内感官对这些资料加以运用和处理。这三种内感官分别是内视觉、内听觉、内感觉。

在成长过程中，每个人都不自觉地偏爱使用一种或者两种内感官。这就是我想通过这个例子告诉大家的不要忽视的一个情形，人们获得信息有不同的偏好类型：视觉型、听觉型及感觉型。

在工作中，如果你习惯于将工作埋头做好，简明扼要地把自己的工作向领导汇报，那你显然是视觉型的人。如果不巧你的上司是一个听觉型的人，那他往往会对下属做出的事情视而不见，却很在乎下属向他汇报了什么。如果你了解了这些差异，并且采用恰当的方式与对方磨合，就会对人际关系产生很大帮助，同时又会提升工作效率。

视觉型的人行动快捷，能同时兼顾几件事，多用色彩图画和照片而少用文字，说话简短，开门见山，要求环境清洁、整齐、着装舒服、颜色协调等。交流中不仅在听，更多的是看，从说话者的表情和肢体语言中获取更多的信息。

听觉型的人对声音敏感，说话多，说话内容详尽，绘声绘色，常喜欢听音乐，新听到的一首歌，几天就能学会主旋律，常伴有富于节奏感的身体语言。在集会或课堂上只要能听清楚演讲者或教师的声音，即使离得很远，看不到说话者本人也没关系，照样能理解吸收。

感觉型的人举止稳重、动作缓慢、不在乎好看或好听，重视人际关系，喜欢被人关怀和尊重，注重感受。什么事必须参与进去才会有体验，重视意义与价值。

如果你想向视觉型的人传达信息，你就要做好规范、漂亮的文案；如果你想向听觉型的人传达信息，就可以多向他做口头汇报；如果要与感觉型的人打交道，那可能要"路遥知马力，日久见人心"了。

是什么阻碍了我们有效沟通

信息从一个人传递到另一个人的过程中会受到个人、人际间、环境等各种因素的干扰，这些干扰形成了我们在发送和接收信息时的过滤器，导致我们未能达到有效沟通。

扭曲：人的本能会透过改动外界事物的某些信息，令体验切合自己的观点和角度，如加大或减少、淡化或浓抹、夸张或曲解、更改事情的先后次序、无中生有等。在艺术创作中会经常使用扭曲的形式，有意地诱导别人的体验效果。

删减：语言表达的必然，就是当我们表达或聆听时，不可能将整个体验的所有细节都说出来，会根据自己的需要喜好把不喜欢的信息都删减掉，而听者也存在这种可能。当过分地删减时，则会产生错误的理解。

一般化：将整个组群的特点试图用单一事例表达出来。一般化常用来寻找规律，但在这种情况下是危险的：将不寻常的或无代表性的事例一般化，而期望将来情况也是这样，如"守株待兔"。我们在某一刻正确地将事例一般化，却忽略了凡事总有例外，因此封闭了其他的可能性。

猫到林中捕鸟，遇到了一只关系不错的麻雀，麻雀问："亲爱的猫大哥，你到哪里去啊？"

"我去林子里捕鸟。"猫答道。

"啊，猫大哥，千万别伤害我的孩子。"

"你的孩子长什么样啊？这可得让我知道。"

"我的孩子啊，长得最漂亮。"

"知道了。"猫认真地回答，麻雀放心地飞走了。

猫在林子里找来找去，鸟巢里尽是一些美丽的小鸟，猫都担心是麻雀的孩子而不敢下手。终于，猫发现了一群长得非常"难看"的小鸟，于是猫放心地饱餐了一顿。

猫回家的路上，又碰到了麻雀。猫说："你放心吧，我吃的是最丑的鸟。"

麻雀回家一看，她的"漂亮"的孩子一个都不见了，窝里还有几根猫毛。

我们能否分析一下：猫和麻雀的沟通存在什么问题？

扫码听音频

回应力决定了你的沟通力

第四节

一眼看透人心，没有搞不定的人际关系

每个员工都不同于其他人，他们拥有各自的心理特征，这些特征包括气质类型、性格特点、认知方式、行为风格、应对方式、需求层次等，你如果排一排，就这些心理特征能排出多少种组合？所以员工的特性五花八门，每一个人都有自己的个性，你找不出完全一样的员工来。

如果你对他人的心理特征有所了解，再掌握一些人际沟通的技巧，你的影响力、亲和力将大幅提高！

学习一些简要地了解员工的心理学知识是十分必要的。

1. 气质类型

典型的气质类型有四种：多血质、胆汁质、黏液质和抑郁质。各类型的典型心理特点如下。

多血质：活泼好动，善于交际；思维敏捷；容易接受新鲜事物；情绪情感容易产生，也容易变化和消失，容易外露；体验不深刻。能对事业心向神往，能迅速地把握新事物，会表现出巨大的积极性。但情感易变，如果事业上不顺利，热情可能消失，其消失速度与投身事业的速度一样迅速。

胆汁质：坦率热情；精力旺盛，容易冲动；脾气暴躁；思维敏捷；但准确性差；情感外露，但持续时间不长。在克服困难上有不可遏止和坚忍不拔的劲头，但不善于考虑是否能做到；性急，易爆发而不能自制。

黏液质：稳重，考虑问题全面；安静，沉默，善于克制自己；善于忍耐；不易发脾气，情绪不易外露；注意力稳定而不容易转移，外部动作少而缓慢。这种人可长时间坚持不懈、有条不紊地从事自己的工作，但也表现出固定性有余，而灵活性不足的特点。

抑郁质：有较强的感受能力，易动感情，对问题感受和体验深刻，对外部环境变化敏感，能观察到别人不容易察觉的细节；情绪体验的方式多为负性的持久；情绪不容易表露；反应迟缓但是深刻；准确性高。

了解了上述气质类型，无论在工作中还是在家庭生活中，就能看出谁适合攻难关，谁适合管安全，谁适合……

2. 性格特点

常常听到有人评价别人说"这个人性格不好""那个人个性不行"等。其实心理学评价个性类型没有好与坏，而是用各种维度进行衡量。比如说是内向的，还是外向的；是乐群的，还是喜欢独处的；是情绪稳定性高，还是稳定性低；是好强固执，还是谦虚温顺；是轻松兴奋，还是严肃审慎……每个人的个性都是由个人的需要、动机、兴趣、信仰、气质、性格、能力和自我意识系统组成的，所以就有了不同个性类型。

最重要的是我们要了解每一个个性都有各自的优点和不足，内向有内向的优势，外向有外向的成功。每一个领导者和员工至少都应该粗浅地了解自己和他人的个性，在不影响团队利益、不影响他人利益的情况下，把自己的个性发挥出来，并激励员工发挥潜能。

3.认知方式

所谓认知，就是人们对事、对物的看法和评价。

每个人的认知模式都包含了感知、记忆、思维、理解、判断等心理过程，会受到自己的经验、体验、能力、情感、个性特征等因素影响而产生差异，同时还会因受教育背景、工作经历、成长环境等不同而不同。人们都有处在什么样的环境就习惯以什么样的角度看问题的倾向。

4.行为风格

每一个人在行为过程中因情感性、果断性不同，表现出来的行为风格也不尽相同。我们把这种风格分为四种类型，分别是结果型、分析型、表现型和顺从型。比如，同样分配一项工作，结果型模式的员工对问题当机立断："好！要求我干什么我就好好干！"直截了当就工作去了。分析型模式的员工就考虑出现了什么问题："为什么把这个工作交给我而不交给其他人干呢？是什么意思呢？"他很敏感、纠结。表现型模式的员工对问题高谈阔论："这个活儿这样干比较好，这个工作从哪儿下手更容易……"他就是不明确这个活儿他干还是不干。顺从型模式的员工比较简单，考虑如何达到目标："你让我做这个工作，我做就行了。"但这种类型的特点是说做 1，他绝不做到 2，甚至都不做到 1.1。

5. 应对方式

人们在应对生活和工作中的挫折、困惑和难题时，会因自己的个性、气质类型、思维习惯、文化水平、个人能力、过去的社会经验等不同而下意识采取不同的应对方式：激怒型应对模式（愤怒向内、愤怒向外）、回避和退行型应对模式（退缩）、主动认知和转换行为应对模式（升华）等。

打个比方，某个员工刚上班就被领导叫了过去，劈头盖脸教训了一顿，一般人的反应会很生气。假定这个人是激怒型应对模式，会有两种途径：一种愤怒向外，冲着领导也叫嚷，甚至跟领导拍桌子；还有一种是愤怒向内，委屈只好强忍着，也许这一天都不会快乐。如果这个人是回避或退行型应对模式呢？回去不干了！也有人会采取主动认知和转换行为应对模式：领导批评了，不管怎样都是对咱好，可能是哪个环节出问题了或者没有沟通好造成了误解，赶快找找原因，予以解决。

成熟的应对模式应是做事情可以不成功，但是不能不成长。要"吃一堑，长一智"。我经常在讲课时跟大家强调，如果能别人吃一堑我们长一智，那才是真正的聪明人。HSE 管理体系（健康、安全和环境三位一体的管理体系）中，哪项原则、哪条禁令不是用血的教训换来的？

6. 需要层次

美国著名心理学家马斯洛认为人的需要或动机可以分为五个层次，即生理需要、安全需要、社交需要、尊重需要和自我实现需要，是一个由低到高（从生理需要到自我实现需要）逐级形成和实现的过程。就是说，身边与你打交道的每一个人，此时此地此景，需要各不相同，要加以分析和辨识。

当你分辨清楚对方的需要，在力所能及的情况下满足一下、帮助一下，那就是"雪中送炭"，会快速拉近你与对方的人际距离。同时，心理学研究还发现，给予比接受更能给人带来快乐，喜欢帮助别人的人，会从被帮助者的快乐中找到自己的快乐。

为人处世、人际交往、有效沟通等，都需要通过自己的修炼才能提高！

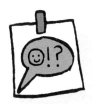

你的交际弱点在哪里

你了解自己的交际弱点在哪里吗？怎样才能找到自己的交际弱点呢？从你不习惯或无法忍受别人的处事方式中就可以窥视你的交际弱点，一起来看看吧！

你在学校度过的时间里，特别是那段心理极度叛逆的时期，你觉得老师身上让你无法忍受的是什么？

A．情绪不稳定，容易歇斯底里，对学生实行精神压迫

B．专制，不听取学生的意见

C．不公平，偏袒所谓的好学生

D．对学生使用暴力

结果分析

选 A：你不懂得克制自己的情绪。

这个选择其实就是自我缺陷的自然暴露。你一有什么不如意的事就会歇斯底里，不是四处大声叫嚷，就是突然大声哭泣……你这种自我表现的方式也许太过幼稚，而且很容易引起别人的情绪疲劳。为了使人际关系更加融洽，你必须对周围的人多一份爱心，同时要注意克制自己的情绪。

选 B：你不懂得听取他人建议。

你具有站在阵列前沿将周围人猛推向前的统率能力，在集体中往往起着决定性的作用。但你需要具有多听取一些周围人意见的谦虚态度，否则最终有可能谁也不会顺从你。你的缺点就是很少听取他人的意见和建议。

选 C：你不善于扩大交际圈。

你可能有一些心理恐慌症的表现。你的交际范围容易往纵向深入，但很难横向扩展，你往往将自己讨厌的人彻底排除在外，似乎只愿意与某一些特定的人建立更好的关系，所以你属于不善扩大交际圈的一类人。你甚至会要求与你关系亲近的友人"不要与不喜欢的人交往"。你应该要懂得博爱的内涵。

选 D：你容易伤害别人。

你这样的处事方式是很危险的。你的缺点是动辄变得粗暴无礼。你的问题不仅表现在行为上，而且语言暴力也很激烈。假如是因为对方态度恶劣导致你正当防御还情有可原，而你往往是稍不如意就出手或出口伤人。你一定要注意控制自己的情绪，否则你会很容易和不了解你的人发生激烈的矛盾。

扫码看视频

情感的沉没成本

第五节

获得亲和力，让你不露声色获得人缘魅力

在这个世界上，一个人的能力是非常有限的，如果我们要想成功，或是想让自己做的任何事有所起色，就必须得依靠别人的帮助，因此我们必须要有亲和力。但是在你的人际关系中，亲和力并不是想要就有的，而是需要你用心经营，用你的人格魅力吸引别人，更重要的是要拿出你的真诚。当然光靠真诚是不够的，还有很多的交友技巧需要我们学习和掌握。

秘诀一：善用积极吸引力

你所吸引的人、事、物是"吸引力法则"在起作用。日本一所小学曾做过一个很好玩的实验——米饭实验。

在教室的冰箱里放置用同一个锅蒸出来的三碗米饭，每天孩子上学的时候，对第一碗米饭说："我爱你，你好好吃哦！"第二碗米饭完全没有得到任何关注。第三碗米饭得到的话语是："你丑死了，没人要理你！"

一个月后，第一碗米饭变成黄色，发出酒香味。第二碗米饭变

黑变臭，还长出霉菌，见证了无人理睬的悲哀。第三碗米饭稍好一些，变黑变臭，但是至少因为还有人关注，所以情况没有第二碗那么糟。

最终的结论是我们的话语和意念真的有很大的力量。如果一个人充满快乐、正面的思想，那么好的人、事、物都会和他一起共鸣，而且会被他吸引过来。同样，如果一个人总带着悲观、愤世嫉俗的思想，那么难怪常有倒霉的事发生在他身上。

秘诀二：要有真诚之心

我们在前文中就已经阐明，影响人际吸引的特质中以真诚排在首位。

在与人交往时，最重要的是真心诚意，心口如一，说到做到，"己所不欲，勿施于人"。也不要把人生当成是一次披着盔甲、戴着面具"演戏"的舞台。老老实实做事，安安分分做人。在做人坦诚的同时，还要有一些侠骨柔肠，尽自己最大的努力去帮助别人，这样才能使人如沐春风。

秘诀三：能够助人为乐

人吃五谷杂粮，难免有三灾八难，也难免有生病难忍的时候，在这个时候，你能善解人意，在人家最困难的时候给予帮助，伸出自己的援助之手，替人家排忧解难，就是一种友情的润滑剂。能让你和对方的关系在很短的时间里有飞速的发展，获得广泛的人缘。

我们在研究中获得了一些资料，这些资料表明，在压力管理过程中，朋友是你的后盾，在你困难的时候能给你及时的帮助，有时这种帮助是家人力所不能及的。因此在处理人际关系时，特别是朋友之间关系的时候，千万不能待人苛刻，更不能使小心眼，贪小便宜，睚眦必报之人最终会得到惩罚。

秘诀四：学会包容豁达

笑容可掬的弥勒佛像旁有一副很耐人寻味的对联："大肚能容，容天下难容之事；慈颜常笑，笑世间可笑之人"。

也就是说，要想做一个能让周围的朋友感到舒心的人，那就得有"能撑船"的肚量，容天下难容之事，以一种"天下皆醉，唯我独醒"的姿态笑天下可笑之人。

在现实生活中也是如此，人生不如意十有八九。而其中的纠葛千丝万缕，牵丝攀藤，甚至是盘根错节，没人能道明，也没人能说清。这其中掩藏着多少世态百味和甜酸苦辣，只有自己知道。

特别是在与人交往过程中出现的各种各样的矛盾和误解，使人与人之间心存芥蒂而产生隔阂，其中的情结真是让人剪不断理还乱。因此，以一种超大肚量的姿势面对这错综复杂的局面，另一种方法则是冤家宜解不宜结——"相逢一笑泯恩仇"，把所有的恩恩怨怨都抛开，让自己的人际关系网有一个新的局面。

秘诀五：接近与相似原则

近朱者赤，近墨者黑，多结交一些"人缘好"的朋友。

朋友很多都是通过别人介绍认识的，交往久了也就成了自己的朋友。鉴于这种现实的因素，我们要想结交更多的好朋友，就得接近那些"人缘好"的人。因为他的身边总是不缺乏朋友，你和他走近了，就相当于和他的朋友也走近了。久而久之，他的那些朋友也就成了你的朋友，那些朋友的朋友也就慢慢地会向你走近。这是一个良性循环，只要你有心，每天都是一个新的开始。

秘诀六：注意行为细节

一个人的日常行为在很大程度上能反映一个人的心理，只要我们仔细观察，就能发现其中的奥妙。如果一个人的行为是很粗鲁的，甚至是有点粗暴，那么这个人的脾气可能比较急躁。但这类人大多有一个优点，就是做人做事坦坦荡荡、光明磊落，绝对不会在背后耍小心眼。

如果一个人的行为举止是优雅的，那么这个人可能有着良好的素质和修养。这类人大多比较好面子，并且很有忍耐之心，不轻易暴露自己的真实想法，给人一种稳重的印象。

想拥有亲和力并不是十分容易的，在审视对方的同时，更要懂得自省，凡事多思考多让步，才能有一个美好的前景。

"做个好人，身正心安魂梦稳；行些善事，天知地鉴鬼神钦。"这就是对"积财不如积德"的最好解释。

测测你受欢迎吗

翻开你家的衣橱，不论是冬装、夏装，还是衣服、裤子，乍看之下，你的衣物以什么色系为主呢？

A．深暗色系　　　　　　B．亮眼色系

C．柔和色系　　　　　　D．粉彩色系

结果分析

选A：受欢迎指数60分。

你是个很安静的人，喜欢一个人静静思考事情或是埋首在自己喜欢的书里。"君子之交淡如水"最能说明你的交友状况。

选B：受欢迎指数70分。

在一个新环境里，别人最先认识的人往往就是你，因为你最容易和人打成一片。但是，和你交往的朋友多半是三分钟热度。

选C：受欢迎指数99分。

你的个性开朗、随和，也懂得关心周围的朋友，所以你的人缘指数一级棒！但如果有朋友得罪你，你的反应也是相当情绪化的。

选 D：受欢迎指数 80 分。

大家总是不知不觉就会被你吸引，但也正因为如此，你常常被宠坏。有时朋友们苦口婆心的意见会被你丢到一旁。要知道，这样只会让真正关心你的朋友越来越少。

扫码看视频

增加亲和力的正确打开方式

冲突不可怕，可怕的是没有和解的能力

人际冲突几乎存在于人与人之间的所有关系中，上下级之间、同事之间、夫妻之间、亲子之间、婆媳之间，等等。谁都必须接受这样的事实，任何时候只要将两个或两个以上的人放在一起就有产生冲突的可能。

什么是冲突

任何关系中的成员在交往过程中产生意见分歧，出现争论、对抗，导致彼此间关系紧张，这种状态就称为冲突。

冲突不一定都产生坏的结果，有些冲突是有效冲突。比如，部门内部同事的分歧和对抗，如果得以解决就可以形成部门内部同事之间相互支持的体系；冲突的暴露恰如提供一个出气孔，让冲突中的人得到机会发泄不满，否则怒气长时间被压抑，最后可能产生极端的反应；有效冲突可以拉近冲突双方的距离，同时增加相互的凝聚力；对于大公司或者大部门之间的冲突，可以促进双方的联合，避免无休止的斗争，一起求生存，达成双赢模式。

如果冲突妨碍了双方工作的顺利进行或导致生活不快，或者阻碍目标的实现，这就是有害的冲突，必须及时处理。有效冲突处理不好也可能转化成有害冲突。

对于有害冲突必须想办法予以解决，将冲突的负面影响减至最低，甚至消除。要想顺利地解决冲突，则要从了解冲突的原因入手。

评估冲突的原因

通常情况下，冲突的原因可以分为三种基本类型。

沟通差异导致的冲突。沟通差异是指双方的意见不一致。人们常常轻易认为，大多数的冲突是由于缺乏沟通造成的，但事实上，许多冲突中都伴随着大量的沟通，只是忽略了差异。

立场差异导致的冲突。每一个人或组织都有自己独特的利益和观念，有不同的部门或者利益团体，各自都追求利益最大化时，自然导致整合的困难，这是导致冲突的重要原因之一。这种冲突不是个人恩怨造成的，处理起来也很麻烦。

个性特征导致的冲突。一些人的特点导致别人很难与他们合作。个人的背景、教育、培训和经历等因素塑造了每一个人具体而独特的个性特点和价值观，这些个性特点上的差异也会导致冲突。

评估冲突当事人

如果你决定处理特定的冲突，花时间仔细了解当事人是十分重要的。在处理冲突之前要做好详细周到的准备工作，评估冲突当事人的情况，预估和分析产生冲突的原因，然后再选择合适的处理方法。

要了解是什么人卷入了冲突？冲突双方各自的基本情况是什么？双方的资源状况如何？如果你能够站在冲突双方的角度，设身处地地看待冲突，则可以更深入地理解冲突的实质，处理成功的可能性也会大大提高。

处理冲突的五种策略

人们在选择满足对方的需求为主或是满足自己的需求为主的情况下，出现了处理冲突的五种策略。

1. 暴力策略

只满足自己的需求，不满足对方的需求，这是暴力策略。

暴力策略是以牺牲别人的利益来换取自己的利益，是以权力为中心的，为了实现自己的主张可以动用一切权力，包括职权、说服力和威逼利诱等。暴力策略的特点是对抗的、武断的和挑衅的，为了取胜不惜任何代价。其缺点在于不能从根本上解决冲突，不能令对方心服口服。

采用暴力策略的依据是无论如何自己都是对的。

2. 迁就策略

只满足对方的需求，不满足自己的需求，这是迁就策略。

迁就策略是把对方的利益放在自己的利益之前，为了维系相互之间的关系，愿意牺牲自我。这种策略往往会受到欢迎，但是同时也被认为是软弱的表现，其特点是宽容，为了合作，不惜牺牲个人目标。采用迁就策略的理由是一件事情不值得冒险去破坏关系或者造成不和谐。

3. 回避策略

既不满足自己的需求，也不满足对方的需求，就是回避策略。

回避策略是意识到冲突的存在，但是采取逃避的方法，既不合作也不维护自身的利益，一走了之。

采取回避策略通常能维持暂时的平衡，但是不能从根本上解决问题。回避策略的特点是不合作，不武断，忽略或放过问题，否认问题的存在。采用回避策略的理由是分歧太小或太大，难以解决；解决分歧也许会破坏关系或者产生更严重的问题。

4. 协作策略

既要满足自己的需求又要满足对方的需求，则是协作策略。

协作策略就是双方互惠互利，是一个双赢的策略。这种策略通常非常受欢迎，但是它的缺点是耗时长，而且不适用于解决思想方面的冲突。

协作策略的特点是双方互相支持、互相尊重、互相合作解决问题。采用协作策略的理由是双方的需要都是合理的、重要的，公开坦诚地讨论就能找到互惠的解决方案。

5. 妥协策略

如果两方面都取中，一部分满足自己，一部分也满足对方，就是妥协策略。

妥协策略就是双方各让一步，不能追寻十全十美，但是有总比没有强，所以双方都放弃某些东西，共同分享利益。这种策略比较适用于非原则性的问题。妥协策略的特点是没有明显的输家和赢家，达到中等程度的合作。

扫码看视频

说服别人是算法之间的互黑

几种特殊情形的处理技巧

1. 处理投诉的技巧

掌握一个原则：一定要先接受心情，再处理事情。接到投诉就直接处理只能让事情变得更糟！投诉是一种特殊类型的冲突。

我在医院曾经当过一段时间门诊部主任，接待门诊投诉也是职责之一。有时候会接到这样的投诉：病人或家属一开始是去找科主任投诉科内大夫的，结果主任没有解决问题，就将科主任和科内大夫一起投诉到"上级部门"来！我了解到，但凡这类情况，大都与科主任处理投诉的技巧不当有关，就是没有先接受心情就直接处理事情了。

先接受心情就是要先运用同理心的原理，站在投诉者的角度设身处地地理解他的心情，再把这种理解表达出来。

接待投诉的关键是安抚脾气暴躁的人，没有人是高高兴兴来找你投诉的。

比如，我们可以理解对方的感受：我看得出来你很生气！你当然要发火了！如果我是你，我比你还生气！我们还可以摆出事实：你加班那么辛苦不就是为这个项目吗？这么忙的活儿别人还不帮你一把！小孩现在还不在身边哪！你来看病不就是为解除病痛的吗？

你看，诸如此类的表达其实是在分享他的感受，但是并没有同意他的行为。

接待刚才提到的投诉时，我一般会请他坐下，递给他一杯水，听他抱怨、指责、批判，我认真地倾听对方，让对方释放不满情绪。其实仅做了简单的解释，问题就解决了。因为这类情况多数与解释不足有关。

我发现越和气、越接受对方的情绪，对方也就越能理解你的想法，接受你的解释。如果一上来就说："卫计委的规章制度就是这样定的！"估计谁都得发火。

2. 批评的技巧

为了帮助对方，即使你不得不采用批评的方式时，也最好采取间接方式。

批评要采用就事论事的 STAR 原则，即 Situation（情境、背景）、Target（目标）、Action（行为）、Result（结果）。针对上面的问题，依据 STAR 原则，你可以跟他这样谈。

Situation（情境、背景）：由于我们的探索与尝试取得成效，本部门开展的项目数大幅增长。

Target（目标）：部门为本专业人员定的目标是每人承担两个项目。

Action（行为）：按照部门要求的程序，收集信息、整理数据、统计分析、总结评估。但你所负责的项目没有按时完成任务，或没有达到部门的目标要求。

Result（结果）：你需要有针对性地对自己薄弱的环节进行培训、加强或提高，如果业绩仍不能改善，你将调离目前的项目管理岗位。

对事而不对人使批评具有了改进的力量，也是处理人际关系的重要技巧。

还有学者创建了一个批评的公式：先陈述事实，继而确认可罚性，同时表达感受（痛苦），接着要保住对方的自我价值，再表达期望，这就是一个有效的批评。

3. 与老年人的沟通技巧

老年人经常挂在嘴边的"三句半"——"我曾经……""我过去……""想当年……"

老年人的心理行为特点：老年人退休离休后，本来就有一种失落感与孤独感，随着年龄的增长，身体机能渐差，还会出现无能感、焦虑感及缺乏安全感，幼稚、依赖、固执、唠叨、敏感、暴躁的情绪和行为日渐明显。

根据老年人这种"过去太美好，现在太糟糕，将来太缥缈"的逻辑，我们可以这样与老年人沟通。

欣赏他们的过去：告诉老人，在那样的年代都能获得那样的成就，很让人钦佩！也许我们在那样的环境中未必能像他们一样呢！

肯定他们的现在：子女可以和老人说，他们现在能够健康，能够行走自如，能够生活得快乐，就已经是对我们最大的支持了！

期盼他们的将来：要真诚表达出一种期盼——日子越来越好了，该共享天伦之乐了，也得让孩子们学习一下怎样孝敬老人啊！

我在青海油田时见到采油三厂的厂长，他跟我分享了他与父亲的交流方式。厂长是第二代石油人，他老爸说在过去进生产区的时候，是带着腌的酸菜和馒头，坐着敞篷车然后再骑着骆驼进来的，还需要走很长时间！儿子就说现在是想吃什么随便买，交通工具可多选，路况好，时间短，可这些都是在父辈努力的基础上得来的呀！社会是在前进的呀！结果老爸听后很高兴，儿子自然也很开心。

有人总结出来几点与老人沟通中要注意的事项：亲切胜于亲热，态度胜于技术，多听胜于多说，了解胜于判断，同理胜于同情，理喻胜于教训，启发胜于代劳。

"老吾老以及人之老，幼吾幼以及人之幼。"关心老年人就是关心我们的将来！

测测你有处理冲突的能力吗

在工作中，员工之间的冲突似乎不可避免，不论是因为个性不同还是因为利益冲突，企业的内部冲突都需要调停来解决，否则将破坏组织内部的功能，对团队的凝聚力没有任何好处，因而管理者也必须懂得处理冲突，下面就来测测你是否善于处理冲突吧！

1. 你认为对企业内的冲突：

A. 都有必要进行管理

B. 无法全部管理，只要看到就会处理

C. 大多数可以忽视，只管理重要的冲突

2.你对冲突的态度：

A.冲突是负面的，因此要严加控制

B.该处理就处理

C.合理保持冲突水平，鼓励建设性冲突

3.在冲突预防中，你对员工的个人处事风格、员工之间搭配和员工与岗位的搭配：

A.没有注意　　　B.有所注意　　　　　C.十分重视

4.在处理与别人的冲突时，你会：

A.直接而紧急地处理

B.先弄清对方的想法

C.先反省自己，再弄清对方的思路，发现解决的办法

5.对于内部价值观的统一问题，你会：

A.觉得束手无策

B.尽量统一价值观来减少冲突

C.用文化来统一价值观，也鼓励不同意见的创新

6.对一些无法解决或者问题严重的冲突，你会：

A.暂且搁置，等待时间的缓冲

B.采取相应的隔离措施

C.如果冲突无法解决，只能严肃处理冲突主体

7.当同一部门的两个成员发生激烈冲突时，你的处理方式：

A.回避　　　　　　　　　　B.找这两个人谈话

C.将这两个人调开，其中一人安排到其他部门

8.面对一触即发的紧张局面，你的协调方式：

A.马上着手解决矛盾　　　　B.分别进行单个沟通

C.着眼于冲突的感情层面，先不急于解决问题

9.当发生冲突时，如果自己有错，你会：

A.保全自己的颜面　　　　B.淡化自己的错误

C.有原则地迁就对方，化解冲突

10.在制定激励政策、福利政策与绩效考评时，你是否关注公平、平等：

A.没有刻意关注

B.有所关注

C.十分关注，因为员工的不公平待遇往往是冲突的根源

测评结果

选A得1分，选B得2分，选C得3分，最后将分数加总。

24～30分：你善于处理冲突，善于做思想工作，针对不同的冲突状况灵活处理，同时也注意保持冲突的良性水平，这一点正是现代冲突管理方式有别于传统冲突管理的地方。

18～23分：你有一定的处理冲突的能力。作为管理者，你既要洞察冲突发生的可能性，又要正确对待已经发生的冲

突，尽量缓和与避免破坏性冲突的发生，积极引导和发展建设性冲突，合理地解决问题，使冲突结果向好的方向转化。

10～17分：看来，你还需增加处理冲突的意识，加强在实际工作中处理冲突的能力。研究企业冲突产生的原因及其控制方法，是企业管理中一个十分重要的课题，作为领导者，应对这个课题给予充分重视。

扫码听音频

让人际关系助力职场发展

第四章

夫妻关系：
别让家成为战场

我们曾经做过研究，发现婚姻适应、夫妻关系、婆媳问题等情感问题与工作效率有直接关系。家庭的稳定与夫妻和谐、子女的教育与健康成长等成为各级各类人员普遍关注的问题。我们将在这一章中用生活中的事例、故事来讲述男女心理的差异，帮助大家用心理学的技巧促进夫妻关系、恋人关系及家庭成员之间的关系，达到家庭和谐。

扫码看视频

马桶圈之争

第一节

男人不懂女人，女人不懂男人

世界上只有两种人——男人和女人，但是他们总是互相埋怨搞不懂对方！

两个看似相亲相爱的人生活在一个屋檐下，同睡在一张床上，大半辈子过去了，多数情况下却是你不了解我，我不理解你，有时沟通困难，有时又误会频生，男人和女人之间似乎是一对亲密的陌生人。

女人指责男人"不负责任""欠缺爱的能力"，男人则抱怨女人"要求太高""施加压力"，都认为对方无法沟通。更准确地说，现实中可能很多夫妻没有认真倾听对方，没有看到真实的对方。

男女的心理特性差异导致男人和女人在思维模式、做事方法、交流形式、接收信息上存在诸多不同。所以说，男人和女人活在不同的世界里，有不同的价值观，秉持不同的原则。如果你忽略了这些差异，认为我们所爱的人只有像我们一样所思所想才能幸福快乐，那你通往幸福的道路上会充满荆棘和坎坷。

男女思维模式不同

男女思维模式不同：男人是聚焦式思维，女人是发散式思维。

什么是聚焦式思维呢？聚焦式思维也叫求同思维、集中思维、辐合思维、会聚思维等。这种思维模式的特点是将与当时这件事有关的各种信息聚合起来，利用已有的知识经验或传统方法，有条理、有范围、有组织地思考，朝着一个方向得出一个他认为正确的答案。

所以男人思维是以解决问题为导向的："你想让我干什么痛快说！"他所有的思维都聚焦在跟这个问题有关的内容上了。

所以男人看球就会盯着电视，其他什么事都跟他无关，妻子在旁边急了："你干脆钻进电视里去吧！"男人上街买东西会直奔目标，买完就走，再让他逛就如同让他下地狱般难受。

什么是发散式思维呢？发散式思维又叫求异思维、分散思维、辐射思维。这种思维模式的特点是从一件事、一个目标出发，沿着各种不同的途径思考，探求多个答案的思维模式。与聚焦式思维最大的不同是变通、流畅、独特，无一定方向和范围，不墨守成规，不束缚于传统。

你看女人上街就像到了天堂，看看这个也新鲜，看看那个也挺好，看了这个看那个，什么也没买还是看个没完。

在家里夫妻二人吵架，你会发现妻子的不满意越来越多，吵着吵着就把陈芝麻烂谷子不满意的事全抖出来了，你挺纳闷儿：原来怎么没发现她这么小心眼呢？多少年前的事还记着仇呢？

你真冤枉她了！这也是女人发散式思维的表现之一。你若不相信女人思维的发散，可以试试如果和她吵架超过半小时，突然停下来问她："咦，老婆，刚才咱们因为什么吵架的？"多数情况下妻子自己也得愣愣神儿、想想才能回忆得起来，所以有俗话说："和老婆较真儿——那叫不想过了！"

男女谈恋爱的方式不同

男女谈恋爱的方式不同：男人用眼睛谈恋爱，女人用耳朵谈恋爱。

男人常常依据自己看到的现象做出判断，直观地认为看见的就是所有的，至于现象背后深层次的东西男人似乎没有探究的好奇心，所以"八卦""长舌妇""包打听"之类的男人较少；男人觉得自己为家庭做过的贡献妻子应该看得到，所以也不屑于去说、去表达；男人看见漂亮的东西、漂亮的女人本能地会被吸引目光，频频回头，所以说男人用眼睛谈恋爱。

女人常常依据别人对自己的肯定与否定判断自己在别人眼中的价值，女人的自信大多来自别人的欣赏与肯定。比如，妻子在丈夫的陪伴下，千挑万选买了一件称心的衣服、围巾或者饰品，第二天高高兴兴地穿着、戴着上班了。下班回来也没说什么，但脱掉后不声不响地再也不穿、不戴了，不用问——肯定是在单位有谁说这些东西不好看了！这就是女人！

丈夫如果近期在家没有表达对自己的称赞和鼓励，女人多数就开始问一些听上去"很愚蠢"的问题了：你还爱我吗？我和你妈掉到河里你先救谁？不断在家里抱怨、唠叨、挑丈夫的毛病、挑孩子的不是，其实这是一个信号，女人在担忧，因为在情感关系中，女人比男人更缺乏安全感，原因是她不知道男人在想什么。平息她唠叨最好的办法是每天用 5 分钟听她抱怨，并给予反馈，表示你知道她确实很不容易！

在家中，女人也要尽可能修饰一些，光鲜亮丽一点儿，理解男人以为对方都看得见而没必要表达，不必为男人不给予肯定而烦恼，与其唠叨、抱怨，不如直接说自己需要鼓励。男人也要学会表达对妻子的肯定与欣赏，可以说："你真辛苦，家里收拾得这么干净，这么温馨。"妻子逛街试衣服时可以说："没发现你还真是个衣服架子，穿什么都好看！"

男女沟通与表达情感的方式不同

男女沟通与表达情感的方式不同：男人的沟通在说事儿，女人的沟通在表达情感。

男人表达情感之前，必须先进行一番思考；而女人可以同时进行感觉、表达和思考。

"你看你，上次罚款还是我给你交的呢！你又违章了！"

同样是这句话，男人和女人的意义不同：男人在告诉你，以后不能再违章了！女人在告诉你，看我对你多好！男人说的是罚款这件事儿，女人说的是自己对对方的感情。

对男人，要回应："好啊，亲爱的，我以后注意！"

对女人，要回应："谢谢你呀，亲爱的！你真好！"

另外，男女喜欢的话题也不同。男人除了自己，其他天南地北什么都谈，很少或不谈自己的内心世界；女人的谈资比较"个人化"，爱谈自己的感受，但是话题又跳跃多变。

男人说话主题明确，直接表达，而女人多数就会："你猜猜看！"

男人喜欢夸大自己的聪明才干，希望得到女人的夸奖；女人则喜欢夸大自己的痛苦，也希望博得男人的同情。

通常，言为心声，可夫妻、恋人之间说出的话，未必真正代表他们各自想要"传达"的意思。

"忙吗？"他问。这当然不是一句简单的问候，他或者有事请你帮忙，对方想表达的是一种试探，想和你聊聊天，在惦念你。

"不忙。"她答。意思是她愿意接受你的邀请，期待你下一步的行动。

问答之间，早已超越字面含义。我们需要辨别的不仅是含糊、暧昧的信息，还有传递这种信息的行为方式。

在两性关系的不同阶段，对表达的解读，会逐渐由揣测变为配合。相差迥异的理解不仅是误会产生的根源，也意味着双方需要磨合，抑或彼此差别很大，难以匹配。

男女缓解压力与处理烦恼的方式不同

男女缓解压力与处理烦恼的方式不同：男人需要"洞穴"，女人需要宣泄。

压力和烦恼来时，男人绝不说是什么事使他困扰，他会沉默地在私人空间里思考问题以寻求解决方法。若他发现了解决方法，他会好过一点，并走出他的"洞穴"。如果他不能寻得解决方法，他就会做些事来忘记他的问题，譬如看新闻或玩游戏。他会因心灵得到解脱而逐渐感到轻松。如果他的压力实在很大，他会做更富挑战的事，如飙车、参加竞赛或爬山。

女人难过或感受压力时，疏解方式是找她信任的人，然后谈论这些问题的细节。当女人与他人分享沮丧的感觉后，她能马上感到舒服，与是否解决问题无关。这就是女人解决压力和烦恼的主要方式。

所以，男人的压力借着独自到他们的"洞穴"里解决问题而获得疏解；女人的烦恼借着群聚一起，坦然谈论她们的问题而获得释放。

在家中，如果妻子看到丈夫在那儿翻报纸，翻来翻去一条栏目也没看进去，或者在看电视，频道调来调去却没选中一个台，说明他进入自己的"洞穴"里了。这时聪明女人的做法是递给他一杯水，还可以给他一条毛巾，悄悄把孩子带到一边，告诉孩子不要打扰爸爸，也许半个小时或一个小时后丈夫找到办法或得到疏解，就会再回到妻儿的身边了。

这时，如果哪个好心却不了解男女差异的妻子非要积极主动地帮助丈夫"排忧解难"，男人不但不领情，还会奋起反抗，拒绝女人这种所谓的"关心和帮助"，甚至会暴怒回应！

男女之间有很多心理差异

男女对家庭标准要求有差异：男人追求家庭结构的完整，女人追求感情内涵的丰富。

有人戏说：女人在找到丈夫之前，一直担心自己的未来；男人是在娶了老婆之后，才开始担心自己的未来。

女人只要认识一个男人，就能了解所有男人；然而男人即使认识所有女人也不见得了解女人。

男女关注圈各不相同：男人关注圈倾向于发现问题，解决问题；女人倾向于专注建立关系，维护关系。

男人的关注圈比较以自我为中心；女人的关注圈很广泛，她可以一边看着电视，一边哄着孩子，同时又打着电话，时不时还关心一下老公，女人天生可以同时做很多件事情。

有的妻子就可能在短短几分钟之内对先生说："你头发太长真难看。你衣服颜色也不对，跟裤子不配。你怎么忘了帮我寄信？你今天去接宝宝为什么会迟到？你回到家就一直看足球，为什么不到厨房帮我的忙……"像这样"连环炮"一般抱怨的女人大有人在！女人的关注圈如此广泛，常常令男人云里雾里、不得要领，不知道妻子到底要干什么。

男女空间距离感有差异：女性需要的是与人互动的亲密感，男性需要的是个人的空间感。

男人的情感较为强烈而短暂，像火；女人的情感较为温和而持久，像水；男人的爱如火如荼，男人的恨刻骨铭心；女人的爱持久而稳定，女人的恨广泛而深远。

认识到男女思维和感觉的差异，我们就不会在得不到想要的某些东西时，试图改变伴侣。巧妙的接受和更深层次的理解会使爱情之树根深叶茂，也会使我们从夫妻关系中得到想要的一切。

　　很多夫妻间的问题是不去正视双方存在的真正差异，总是从心里认为双方的差异是"不应该"和"一定不能"存在的，所以只看到"我对，你错"，只看到"自己受伤的心"。正是这种观点，让我们把简单的差异变成了复杂的差异。

　　有一个心理学家总结出了建立两性良好关系和促进交流的七大定律：接受对方的"本来面目"、经常表达赞赏之情、真诚交流、分享并探讨与对方的差异、支持对方的目标、给对方犯错的权利和将需要转化成目标。也许这些定律会给你帮助。

扫码看视频

男人在说事儿，女人在说情绪

第二节

真正幸福的夫妻，都长什么样

婚姻是男性和女性为了更有效地满足多种需要而结成的法律上、道德上和心理上的契约关系。

男女结婚后组成家庭，家庭组成社会。社会心理学中的婚姻关系形式有哪几类呢？我们举几个常见的类型。

互补型。这是最普通的婚姻类型。丈夫和妻子双方互相尊重各自对婚姻的贡献，每个人拥有自己的一方自由，保持适度的亲密度。

谦让型。这种婚姻类型是最稳定的。婚姻中，存在具有文化特色的性别角色，避免强烈情绪的表达，尤其是愤怒；限制亲密关系，重视孩子、家庭和各自的信仰。

好朋友型。这种婚姻类型的特点表现为高度的亲密和共同的体会、平等的角色分配和责任感，以及对追求美好婚姻的强烈承诺。但是如果此类型中一方或双方的期望没有满足时，婚姻就会经历失望和疏远。

浪漫型。这是最不稳定的婚姻类型。双方的亲密程度像手风琴，时而很近，时而较远。情绪能够强烈地被感受和表达，比如高兴、愤怒等。

幸福婚姻的三种形态

有一个研究学者指出，幸福的婚姻并不只以一种形态呈现，他发现以下三种夫妻，日子都过得比较愉快。

肯定型。这是大家心目中所憧憬的婚姻，夫妻相敬如宾，彼此互重、互爱，平日有欢笑，意见不同时虽也会争吵，但却能想办法互相了解，以合理的方式解决冲突。

日本影视歌明星三浦友和与山口百惠夫妇有一个幸福的秘诀，就是"轮流当天使"。他们夫妻采用的方式就是这一段时间我是天使，我让着你；下一个阶段你是天使，你让着我。大家都有发泄的机会，这样也很甜甜蜜蜜。

热火型。夫妻像坦克车对坦克车，二人都很有主见，也都相信有话直说。他们吵起架来情绪激昂，并且音量很大，他们虽会彼此大吼，也会为吃醋而争吵，但他们说话的内容并不伤人。他们习惯于大声争论，吵架不但没有给他们带来伤害，反而成为他们婚姻生活的调味料。他们之所以能如此愈吵愈相识，甚至以吵架为乐，是因为他们在平日生活中有许多甜蜜热情的时刻。

我记得身边就有一些这种类型的伴侣：生活了一辈子，吵了一辈子。吵架是他们特有的沟通方式，有一天突然妻子不吵架了，丈夫就急了：她肯定是生病了！她连续两天没跟我吵架了！

阴柔型。夫妻像潜水艇对潜水艇，二人都不喜欢争执。这一类型夫妻即使有冲突也不会造成大伤害，他们并不忙着指控对方，而是能安抚各自的情绪，努力接纳彼此的差异。

朋友，你的婚姻关系和家庭是哪种类型呢？我想，不管哪种类型，只要有爱就好！鞋子穿在自己脚上，只要自己感到舒适就美满。

你内心对另一半的要求是什么

假如你百般无聊时去逛街散心，等到想回家时，又觉得空手回家怪怪的。于是，你决定买一样东西带回家。

偶然间的决定当然随意性较大，你希望买什么呢？请在以下答案中任选一项。

A.去书店买本书看看，正好可以打发无聊的时间。

B.一件漂亮的衣服最实用。

C.水果自然是最好的选择，免得家里没有又出去跑一趟。

D.带一些西式面包，又好看又好吃。

结果分析

选A：你受的教育层次较高，因而对生活质量的要求有别于常人，尤其对爱情的要求较高，不仅要富有情调，还要高雅精致，恐怕能办到的人不多。切记太挑剔会使你失去很多机会，年华易逝，还是现实一点好！

选 B：表明身在情海中的你常常游移不定，搞不清好男人（好女人）在哪里。爱起来时，你会不顾一切，即便背着第三者的名分也无所谓，可惜你这种热情不太持久，三天不到，你又会觉得当初选择有误，立马收兵回营，另觅良枝。在爱情中三心二意的你虽在乎自己的感觉，却往往搞不清自己的感觉，因此时常心无定所。还是安静一点好，先弄清自己，再全力出击，才会得到你梦想中的情人。

选 C：痴情的你对爱全身心地投入，也要求对方坚定不移地爱你。你把一切看得太美好，一旦受伤，久久难以恢复。你认为只要全心全意地投入，对方也一定会如此回报你，因此在不知不觉中，你对恋人的要求愈发苛刻。建议你试着退一步看问题。对爱情执着是好的，但万一你们缘分已不再，别一门心思试图唤回对方的爱。过去的，就让它过去吧！

选 D：生活中的你非常现实，从不会委屈了自己，让自己舒舒服服是你的目标，爱情中的你也不会为了爱一个人委曲求全，虽然偶尔冲动，但最终理智会占上风。因此，在情路上你一般不至于吃亏。你的毛病是有时太计较付出与得到的平衡，有时会让人觉得你不够真诚。

扫码看视频

五分钟换来全家人 24 小时太平

第三节

维持亲密关系，成为一辈子的"情人"

有不少婚姻分析师都在研究"1＋1＝？"，这可不是一道简单的数学题，两个"1"分别代表丈夫和妻子，结婚后的生活呢？就是相加的结果，有"＞1"的，有"＜1"的，当然还有"＝0"的，婚姻真正的幸福是至少"＝2"。

人类的爱情包含着四个要素：关心、责任、尊重和认识。我们接着讨论爱情与婚姻的亲密关系如何维持。

平等与尊重

平等是亲密关系维持的重要条件之一，但不是我们平常说的地位、经济状况。按照公平理论，在任何形式的人际关系中，人们的付出应该与其收益成正比例。比如爱情与婚姻等亲密关系中，人们并不是以最小的付出换取最大的收益，而是追求一种大致的平等，付出多少，得到多少。

没有任何人有资格在爱人面前盛气凌人。进入婚姻时，其实两个人一是一无所有，因为平等，之前的一切账单都已经撕碎了；二是富比天下，因为拥有爱情，因为这两个人将相守终生。

我在讲座时常会提到一个我听来的很有哲理的概念。

你把自己的妻子当成仆人，你就是仆人的丈夫；如果你把妻子当成公主，那你是什么呢？驸马爷？

你把自己的丈夫当成马夫，那你自然就是马夫的妻子了；如果你把丈夫当成王公贵族呢？自己是不是就成了侯爷夫人？王妃？皇后？

互动与关心

学者们发现，幸福的夫妻经常做积极强化式归因，就是把对方良好的行为归结为对方的内在原因，而把对方不好的行为归结到情境中去。相反，不幸福的夫妻经常做抑郁式归因，把对方良好的行为看成是幸运，而把对方不好的行为归于他（她）就是这种人。你想这样心情会多糟糕！

互动与关心的前提是一定要认识差异，承认差异，接受差异。

凡是走进婚姻殿堂的人，谁不希望自己的婚姻是快乐的、幸福的、美满的？然而一些人却觉得自己的婚姻是痛苦的、后悔的、无奈的。有一些婚姻痛苦的女员工来找我抱怨：当初追求她的男人那么多，她怎么就瞎了眼，找了这么个人，害得她后半辈子吃了这么多苦！还有男员工也经常这么说：当初他怎么就昏头娶了她呢？

每个人对配偶的满意度是根据社会主流的价值观变化而变化的，而主流价值观的变化是谁都控制不了的。所以，说自己"瞎了眼，找了这么个人"的理论其实不成立，至少在选择对方的当时，你是满意的，否则就不会结婚了，只是随着时间的推移，你们双方的价值观发生了变化，所以感觉就变了。平静、理性地接受这些变化，调整这些变化，才是朝着积极的方向的努力。

沟通与讨论

婚姻走向破裂的夫妻经常不能或不愿意向对方表达负性的情绪，即懒得与对方沟通。这是我们现在说的"冷暴力"。

在最终破裂的婚姻中，往往包含着许多埋怨，并且对对方的关怀置之不理。双方在交往的时候也往往陷入了"消极疯狂怪圈"，对方积极的行为被忽略，消极的行为被夸大。

幸福的夫妻也常常通过与对方的争论来理解对方的观点，心理学家把这种心理状态叫作摆观点，它对维持这种关系的健康极为重要。争论当中，女性比男性在摆观点、情绪敏感性以及自我展露等方面更为投入。也正是由于这些争论，使得夫妻双方更了解对方。

倾诉与倾听是美满婚姻的润滑剂。现实生活中，很多已婚者感到很压抑，有时候压抑得几乎喘不过气来。一些人对配偶有意见，今天不敢说、明天不愿说，今天一件伤心的事装在心里，明天一件痛苦的事憋在心里，最后心里就成了垃圾场，发泄不出去，以至于无法承受时，人就会崩溃，或者像火山口被堵住了，而这又是一座活火山，它注定存在着一个薄弱环节，一旦有了爆发点，它就会爆发！

欣赏与赞美

俗话说，再富有的人也需要得到别人的肯定。所以有人就说：女人要宠，男人要哄。

不会宠女人的男人就算不上是一个成功、有修养、有风度的男子汉。弗洛伊德曾叹道："虽然我花了30年的时间研究女性的灵魂，但有个大问题我仍然无法回答，女人渴望得到些什么？"契诃夫也说："女人是个猜不透的谜。"冰心说过："如果世界上缺少了女人，就缺少了十分之五的真，十分之六的善，十分之七的美。" 解读女人不容易！宠女人却很容易。

有员工问我这样一个问题：因为经常外出务工，所以做丈夫的只要回家休假时总想好好陪陪老婆。可是陪老婆逛街是一件令他头疼的事——老婆爱逛，但看来看去也不太买东西，他鼓励她，家里买衣服的钱还是有的，喜欢的就买一件！偶尔也有喜欢的穿在身上试试，他最怕让他拿主意，他怎么说她都不满意，说颜色不对吧不行，说款式不对吧也不行，最后说挺好的买回去吧还不行，总之，出什么主意、怎么说她都是不满意，最后决定买不买的还是她自己。他就纳闷了，到底应该怎么说她才高兴呢？

我告诉他，这就是我们前面讲的老婆在寻找自信，是在询问他对她的态度，换句话说他这时只要给她赞赏就行，而不必对她选的这件衣服发表什么评论。

他可以说："老婆，你真是个衣服架子，穿什么都好看！"他还可以说："老婆，我怎么原来没注意你的皮肤这么好啊！"他更可以说："老婆，没想到你现在体形保持得还不错嘛！"你甚至可以说："老婆，你越来越有韵味儿了！"反正抽象的、赞美的词，就统统送给她。她嘴上会埋怨，心里却甜滋滋的。

天底下的女人大概都是这样傻傻的，即使明知道男人的话言不由衷，八成儿是在哄她，也愿意听男人那些甜腻腻的、不负责任的废话。

另外我还想说，男人"哄"女人，双方得益。

你不难发现，凡是日子过得挺自在、在家里活得优哉游哉的男人，一般都是哄女人的"大内高手"。他们的聪明说到底没有别的高招儿，最重要的一点就是他们拿捏住了女人身上这种天然的弱点，尽管他们说的不是真心话，但是能哄得女人三秒钟之内破涕为笑，乐颠颠儿地去干她的家务活儿，嘴巴里还哼着歌唱着曲儿！而这个女人在极乐意地干这干那的时候，那个聪明的男人却一边坐在沙发里看报纸，一边得意地偷偷笑着呢……

包容与感恩

包容与感恩是夫妻间和睦相处的前提，更是幸福婚姻的基础。俗话说："金无足赤，人无完人。"没有不犯错误的人，夫妻生活在一起，如果你的左口袋里装的是包容，右口袋里装的是原谅，那么今天会在你的左口袋里收获幸福，明天会在你的右口袋里收获快乐，时间久了，身边充满着幸福与快乐。

有这样一个小故事。

在一个小镇里，住着两对经济状况相似的夫妻，有一对夫妻经常吵架，三六九大吵，平时小吵不断，他们的感情当然很糟；另外一对夫妻似乎从没有人听过他们吵架，看上去感情很好。吵架的夫妻就来请教："你们在生活中没有摩擦吗？"回答说："当然有啊！"又问："那你们怎么没吵架呢？"又回答："我们各自都是恶人，所以不会吵架，而你们各自都是好人，所以才会吵架！"

这是什么逻辑？看着这对经常吵架的夫妻疑惑的表情，那对感情很好的夫妻举了个例子道出了原委。妻子说："有一天早上，我起来后给丈夫倒了一杯水放在床头，丈夫起床时不小心给碰翻了，水洒了一地。我赶紧上前道歉，'都是我不好，把杯子放在床头桌边上了，害得你把水杯碰翻了！'"丈夫说："这时候我也赶紧道歉，'是我不好，没留神，把你倒的水给碰翻了！'你们想，我们各自都先检讨自己，会吵起来吗？如果你们家碰到这样的事怎么办呢？"那对吵架的夫妻面面相觑，恍然大悟。

每一对夫妻都有一本"感情账户"，是"存款"还是"提款"，取决于你们自己。存款最好的办法，就是平日多赞美彼此，多学习第一人称的沟通。

容忍与包容不同，容忍是压抑，它一定会有个限度，当超过那个限度的时候，爆发的后果难以想象；而包容是接纳，是宽容，是一种在承认差异的基础之上，欣赏对方和你的不同，并且与差异共存的状态。

扫码看视频

学会在婚姻对话中"换气"

婚后的生活重心在哪儿

当然是在你们的小家庭里。

夫妻所建立的关系是一种特殊的人际关系，本质上是属于私人性的、长久性的、进展性的、契约性的关系。就夫妻关系而言，夫妻一方面要建立牢固的夫妻联盟，树立亲密的夫妻关系，同时也得注意让夫妻彼此保持适当的个人天地和私人界限。夫妻能属一体，同时也能发挥自己的志趣，是现代夫妻的心理要求。

有时候，婚姻矛盾直接来自父母亲人的干预与影响，比如父母对儿女婚姻的不支持甚至反对，或父母对已婚子女太关心、干预过度，会使子女失去了自己设想的婚姻生活的自主权，从而成为矛盾的源泉。

还有父母与子女的关系太深，子女在情感上也很在乎父母的反应，尽量想"孝顺"，以满足自己父母的希望，结果使配偶感到委屈或不满意，从而导致夫妻不和。

有时，双方父母产生相比相争的局面，年轻夫妻对这家好一点，就使那家不欢，对那家照顾多一点，这家就不悦，使得年轻夫妻在两家父母之间犹如在玩跷跷板，一不小心就失去平衡。

我强调重心不是说结婚了就要和父母分离，而是说婚后真正的联盟核心在你们自己的小家庭里，先是二人世界，然后也慢慢为人父母，共同孝敬双方父母，共同商讨生活的细节，这样的日子，双方的父母都会满意。

你的婚姻关系是否安全健康

想知道自己的婚姻是否安全，就做个测试吧！

"极少发生"是1分，偶尔发生是2分，经常发生是3分，最后累加一下分数，看看你的婚姻状况是哪盏灯。

1. 小小的争执突然变成大吵，彼此凶狠对骂，翻出陈年旧账。

2. 伴侣会批评、轻看你的意见、感觉与需求。

3. 你的话或行为常被伴侣误认为带有恶意。

4. 有问题需要解决时，你们似乎总站在敌对立场。

5. 你不太能告诉伴侣你真正的想法与感觉。

6. 经常幻想，要是换个伴侣会怎样。

7. 两个人待在一起，却总会觉得寂寞。

8. 吵架时，总会进入冷战状态，谁都不愿再多说话。

解析

8～12分：绿灯。你们彼此恩爱，婚姻状况良好。

13～17分：黄灯。婚姻已亮起黄灯，需要提高警惕，努力改善关系。

超过18分：红灯。你们的婚姻已经进入极危险的阶段，需要马上采取行动，在沉船之前把洞补好。

第四节
男人在婆媳难题处理中的 N 大"法宝"

丈夫的角色——是"双面胶"还是"夹缝男"

每个女人走进婚姻，不仅要立志做一个贤妻良母，还要做一个好儿媳。每个男人在结婚之后，不仅要担当一家之主，还要做协调半边天的润滑油。

男人在扮演儿子和老公这两个角色的时候，很需要技巧，需要用心找到平衡点，需要宽容和爱。可能一不小心，就会导致非常严重的后果。

在婆媳关系中，男人不能无所作为。男人应该一手孝敬妈妈，一手讨好老婆，两手都要抓，两手都要温柔。

男人要想保自己大后方稳定、后院的一方安宁，可能要学会效仿以下三样法宝。

出气筒。不管是妈妈还是老婆，心里有不痛快向你发泄时，别反抗，别抱怨，都要照单全收，让她们把那火气淋漓尽致地发泄到你的头上。这样她们的火气从你这儿发出去了，就不会再去找对方了。

灭火器。如果双方的火都很大，吵起来了，那你就要想办法，把双方的火先压下去。不管用什么办法，哪怕装病都成，因为说到底，她们都爱你。

复读机。妈妈如果说"你媳妇太不懂事"，你就重复说"不懂事、不懂事……"媳妇如果说"你妈事真多，什么都管"，你就重复"事真多、事真多……"你就这么"复读"着，那个唠叨的人就没劲了。媳妇明白，这毕竟是你的亲妈妈；妈妈也明白，再怎么说也是自己家的媳妇。唠叨完了，也就完了。

处理婆媳关系，夸奖比抱怨更有效。对方的缺点，宁愿看不见，尽量把她的优点说出来，时间久了，抱怨声少了，慢慢就平和了。

都说距离产生美，有条件的话尽量拉开点距离，也是个好方法。有专家说婆媳之间以"一碗汤"的距离最好。什么意思呢？就是你们和父母住得比较近，有需要时随叫随到，平时又避免了摩擦。

婆媳关系中的男人应该承担起作为一家之主的责任。

建立"夫妻认同感"与"夫妻联盟"

所谓夫妻认同感是指夫妻结婚后，逐渐把两个人看成一体，不可分割。这种夫妻认同感与"自我认同感"同时存在、不受影响时，夫妻关系就会得到强化。如果自我认同感过强，更多地关心自己个人的存在、利益与成就，而较少关心夫妻二人的双体存在，这样的夫妻认同感就不可能强烈。

"夫妻联盟"是夫妻认同感很强烈与稳定的表现。夫妻中的任何一方一旦遇到困难，另一方会马上联合起来应对这种困难。所以"夫妻联盟"是婚姻的一种稳定的、牢固的基础。从婚姻的心理学角度看，如果一对夫妻3~5年之内尚未建立起"夫妻认同感"，就意味着二人的夫妻关系还不稳固，容易产生婚姻生活的障碍与困难。一旦出现"险情"，他们很难联合起来共同应对"外敌"的进攻。

不建立夫妻的认同机制，就很难建立联盟，因而就难保证他们的婚姻生活能顺利进行下去。

要对自己的快乐负责

快乐是自己给的。快乐无处不在，保护内心不受伤害，学会拯救自己。不要带着情绪去处理问题。

健康的家庭应该是以夫妻为核心，老人、孩子虽是家庭成员，却不是家庭核心。既然只是众多家庭成员之一，把关系简单化处理，是一个非常值得尝试的方法。

现代人对"双赢"结局着了迷，但我总结出在婚姻里，只有"双输"才能达到"双赢"——因为在爱之中，放弃才能真正拥有。

扫码看视频

男人是婆媳关系中的重要支点

你是一个合格的丈夫吗

历尽千难万险，重重考验，你终于牵上娇妻的手，准备携手今后的人生路。你曾在心底暗暗起誓：我一定要让心爱的她过得幸福快乐。现在，你做到了吗？你是个合格的丈夫吗？做完这个测试你就知道了！

测试开始：

1.自己闲暇时会经常想起她而且至少一半的时间都会带着她吗？

2.对于妻子喜好的书籍、电影或其他方面能抽出时间了解和关注吗？

3.自己常常避免将妻子烹饪、家务与母亲，或别人的妻子比较吗？

4.自己常常对妻子的不安、烦躁、易怒予以理解、体谅和安慰吗？

5.妻子生日到了，自己依旧会给她买鲜花吗？你常用一些妻子没有想到的温柔向她"求爱"吗？

6.自己很相信妻子，并会给她自由支配钱财的权利而不会轻易过问吗？

7.不管她做了什么事，你总是避免在外人特别是她的朋友、同事面前指责她吗？

8. 对她为你所做的小事，如钉纽扣、补袜子或帮你洗衣服，你会亲热地表示感谢吗？

9. 你总觉得她身上有很多优点并不时地赞美她吗？

10. 你能让她与别的男子跳舞而不说嫉妒的话吗？

计分标准：

回答"是"为3分，"否"为1分，累计总分。

测试结果

20分以上：你是个合格的丈夫。

你懂得你的妻子真正需要什么，会让她时刻知道你有多爱她，让她觉得嫁给你是这一生最明智的选择。放心吧，你的妻子也不会让你失望的！

20分以下：你做得还不够好。

说明你不懂做丈夫的学问，还得继续努力。或许你还是很爱你的妻子的，只是爱的方式有些不妥，你应该学会了解女人的心思，只有那样你才能知道她到底要的是什么，可能你只是忙于工作、赚钱而冷落了她吧？

你是一个合格的妻子吗

经历了爱情的洗礼后，你终于和心爱的他走向了婚姻的殿堂，当他给你戴上结婚戒指的那一瞬间，你会暗暗起誓：一定要做个合格的妻子，让他成为这个世界上最幸福的男人。那么，你做到了吗？在他的眼中你是个合格的妻子吗？赶紧做这个测试吧！

测试开始：

1.你给你的丈夫在他的私人事情上完全的自由吗？

2.你留意每天的新闻、新书、新思想，力求保持与丈夫的兴趣相近吗？

3.你真诚地希望与他的家人、朋友和睦相处吗？

4.你愿意为了丈夫进行一项你本不熟悉的运动并和他一起分享吗？

5.你常在你们争论不休的时候给他一个折中而诚恳的微笑吗？

6.你了解丈夫在事业上的进展吗？

7.你常为他变换口味，使他坐在饭桌前时，总不能确定自己将吃什么东西吗？

8.你会因丈夫的喜恶而注意衣服的颜色及款式吗？

9.你是乐观地、愉快地应付经济的挫折,不批评丈夫的错误,还是刻意地将他与更成功的人做不利的比较?

10.你会尽力使你们的家看起来更温馨、更有吸引力吗?

计分标准:

回答"是"得3分,回答"否"得1分,累计总分。

测试结果

20分以上:你是一个贤能的好妻子。

恭喜你,你是一个非常贤惠勤劳并受丈夫宠爱的妻子。你的柔情万种、贤良淑德和良苦用心会让你的丈夫痴迷一生。

20分以下:成绩不太理想。

虽然你的成绩不太理想,但你也不要泄气,可能你还没有完全掌握夫妻相处的技巧,多努力吧,相信不要多久,你就会成为一个贤惠的好妻子。

第五节

先有好媳妇，后有好婆婆

家不一定很富有或很温暖，但一定是每个女人的最终归宿。然而在我的咨询中、访谈里，女员工最常问到的问题一是夫妻关系，二就是婆媳关系。

"我结婚时间不长，有属于我们俩的房子，公婆也有自己的家，但是只要我不在家，婆婆就跑到我的家里，把我原先摆放好的东西按照她的习惯或者想法重新摆放一遍，让我经常找不到要用的东西；有时候还翻看我的衣柜，也许看我是否买了新衣服。我旁敲侧击地、非常客气地提醒过婆婆，这样做让我很不舒服，但婆婆照样我行我素，只要我出门不在家，她就来家里折腾一番，我应该怎么办呢？"

婚姻是一种社会化产物，是两个家族之间的交往相处，并不仅仅是两个相亲相爱的人住在一起，因此有矛盾、有分歧、有异议都是很正常的现象，所以圆滑的外交辞令、外交手段也都很有必要。

扫码看视频

婆媳之争——一个悠远的争斗

　　婆媳关系自古以来就很复杂。随着女人的地位不断升高，婆媳之间的矛盾也随之升级。

婆媳关系是情感需求之争

　　婆媳关系的关键人物是形成这个关系的男人，怎样处理取决于这个男人的智慧。而这个男人怎样去听两个女人真正的心声很重要。

　　有一个婚姻治疗师这样说："恋爱是两个人散打，婚姻则是两个家族的群殴。"

　　婆媳关系多数人都会面对，这困扰了很多人，让很多人不知所措。处理这个关系中的关键人物就是具有儿子和老公双重身份的人。两边都是爱，让人无所适从。妈妈看着那个原来一直腻在自己身边撒娇的儿子，现在那么宠爱地看着新婚的妻子，感觉自己没用了，不被儿子所依赖了，不舒服！妻子呢，看着老公在他妈妈面前那么唯唯诺诺，言听计从，尤其是涉及她的问题时，老公很难反驳，她也不舒服。时间久了，积怨深了，矛盾就不可避免了。

婆婆的心理

　　有一个婚姻治疗专家说得好：婆婆此时不仅在身体上、事业上、容貌上都处于下滑的阶段，还包括在情感上。婆婆要把自己心爱的、多年养育的儿子交给一个陌生的女人，她怎么会没有丝毫的触动？怎么会没有失落呢？

其实婆婆并不是在给儿媳妇示威，也不是在找儿媳妇的毛病，而是在考察儿媳妇是否能对她的儿子好，她的将来有没有依靠。如果能这样考虑，儿媳妇就能理解婆婆的心思了。

儿媳妇能够理解婆婆的心理，就会告诉婆婆：你将来会老有所养、老有所依的，让我们共同来爱这个男人。婆媳之间只要能相互理解、相互容纳，就没有什么可矛盾的了。

扫码看视频

谁是家庭中的核心角色

第六节

经历情感创伤后，如何快速走出阴霾

婚姻，不仅是找个爱人结婚那么简单，婚姻也需要经营，不仅要明白自己想要什么，还要懂得对方想要什么，才能把日子过得没有遗憾，也不给对方造成遗憾，这才是真正意义上的和谐与幸福。

人们常把婚姻比喻成围城、枷锁、坟墓。有位专家说，也好啊，至少不至于"死无葬身之地"！

还有专家说，婚姻更像是一双筷子，它使双方相互依偎，形影不离，尝尽人生百味，经历岁月风雨。

我们前面提到了不少心理学的原理、技巧和方法，相信会对你有所帮助。这里再提几个特殊情况的处理原则。

对待不满的策略

当亲密关系失去其价值的时候，人们往往采取以下四种不同的对待方式，这四种对策与人们对这种关系的满意和承诺水平有关，满意感越高、承诺越大则这种关系越难以终止。

真诚。表现为被动地弥合双方出现的裂痕，采用这种策略的人由于害怕对方的拒绝行为，所以很少说话，往往是耐心地等待、祈求，希望自己的真诚能使对方回心转意。

忽视。这是许多男性经常采用的一种消极策略，他们会故意忽略对方，与对方在一起的时候，经常在一些与所探讨问题无关的话题上挑剔对方的缺点，这种策略经常被那些不知如何处理自己消极情绪或不想改善但也不想终止这种关系的人使用。

退出。当人们认为没有必要挽回这种关系的时候，人们常常用这种方式。它是一种主动的、破坏性的策略。

表达。双方讨论所遇到的问题、寻求妥协并尽力维持亲密关系，这是一种主动的、建设性的方式。

失恋的平复——对丧失的处理过程

失恋最受伤的是那个"被分手者"，他（她）的受伤不仅是因为"被甩"，还因为在原本恋爱中已经感到不协调，但自己还处在纠结中，这种感觉却被对方提出来了！"要提出分手也应该是我而不是你呀！"——咽不下这口气。感到对不起这份付出、想讨个说法的不在少数。

我们国家比较缺乏爱的教育，怎样建立一段亲密关系？怎样维护一段亲密关系？怎样给予爱？怎样接受爱？这都是爱的能力，对很多人来说是个难题，如果你通过这次恋爱能够让彼此共同成长，自己在爱的能力方面有所收获，能够用全新的面貌迎接另一段感情，何尝不是一个很好的选择呢？

爱是一种给予，在给予的过程中我们体验到被需要的快乐，付出也就意味着获得。

爱过已经非常美好了！想想那个人曾经出现在你的生命里，曾经给你带来心跳、思念、牵挂等那么多特别的感觉和情感，这已经非常美好，分手了也就好好地分手，从此各自开始新的人生，去遇到那个真正属于你的合适的人，也是一种美好，这才是爱，健康而成熟的爱。

如果让一个人不惜付出代价也要离开，不管过去曾经有过多美好的爱也都在分手的纠缠里被切割成碎片，不仅辜负了最初的爱，也糟蹋了自己的情感付出，这才是真的不值得。

失恋会有一种心痛的感觉，这是正常的反应。如果没有，说明你原来的感情就有问题，更应该分手。失恋的平复是需要时间的，每一个人都有自我修复的本能，关键是要给自己时间。当你很痛苦时，可以让自己专心地痛苦、流泪，没有必要回避。回避是一种负性强化。你越想忘掉的东西，越给你强烈的感受，这就是负强化。你每天给自己一个专门的时间去痛苦，在这个专属时间里，你什么都不干，就只体会痛苦、感受痛苦。除了这个时间，你可以干其他任何一件事儿，只要不是伤害自己的就行。

慢慢地，你就平复过来了！你就走出了过去！

当你沉浸在自我、沉浸在过去里，你就永远走不出那个阴霾。从问题中解脱的唯一途径就是发现爱、相信爱、接受爱。

离婚的打击——重新找回自我

离不了的婚多数有自己的利益考虑，不一定是经济利益，也可能是名誉的利益、被人同情的利益等，但一定有既得利益，包括对孩子负责，也是为自己的名誉利益获得同情。试想一下，如果一个家庭已经鸡犬不宁了，带给孩子的是什么呢？是对孩子负责吗？

离婚对当事人来说，往往是个不小的人生打击，并会在一定范围内产生震动。一个普通的离婚者会从默默无闻成为所在单位的"新闻人物"。另外，离婚不可避免地会影响孩子，他们要承受家庭破碎的巨大痛苦和心灵创伤。婚姻破裂带给离婚者的除感情痛苦外，还有其必须面对"半个家"的现实，经济收入减少、家务劳动增加、又当爹又当娘。

在离婚的咨询案例中，有不少人，不管是男是女（当然女人占多数）经常纠结的问题：我为这个家付出那么多，我牺牲了自己的一切，到头来落得如此下场！

当沉溺在这种情绪中的求助者过来时，我会给时间让他（她）进行宣泄，然后我会问一声：究竟是为谁在活？自己最开心、快乐的事情是做什么？自己是谁？什么是家？很多人听到这样的问题愣住了！

很多离婚者其实很早就将自己丢弃，内心一直看不起自己，只是在用行动和忙碌遮掩内心的恐惧和孤独，平时很少能够把心里话说出来，只是在恐慌中难为自己。不是别人怎么了，而是自己内心深处一直有一个长不大的孩子在与自己挣扎。

在现实生活中，离婚后会有一段时间无法走出心理阴影，对此，我提出一些建议供参考。

诉说。在自己内心感到苦恼、哀怨时，可向自己的亲朋好友诉说，但最好是心理医生，他们的劝说、安慰、鼓励更专业，会帮助你调整认知，疏解情绪。

读书。一方面可以汲取其中的精神力量，另一方面可从中获取社会实践中学不到的东西。但要找积极乐观的作品，避开消极悲观的作品。

多参加一些社会活动。把业余生活安排得紧凑一些，可以把心中的忧伤一点点地排泄出去，逐渐恢复良好的心境。

想方设法开创自己的事业。一旦有了自己的事业，自然就不会将心思放在不快乐的事情上，当事业取得进步的时候，一切痛苦也将灰飞烟灭。

寻找心灵的支点，就算不为自己的离婚感到骄傲，也要从积极的方面看待它。

生活就像一本书，该掀过去的就不要再留恋，过去自己究竟经历过什么，受到怎样的委屈都不重要，重要的是当下自己怎么看，如何面对和接受自己，而不是一直活在过去的阴霾里。

当事人需要给自己一些时间重新打理和认识自己，把自己找回来，能够活出一个真实、阳光、自信的自己，而不是一味活在别人的眼里和困窘中。

人生最重要的是要有自己的支点。支点是什么？当你软弱时能让你刚强；当你要倒下去时能支住你；当你趴下时能把你拉起来；当你痛苦时能把你从泥沼中拉出来……支点可以是丈夫或妻子、可以是家、可以是孩子、可以是朋友、可以是事业、可以是爱好等。

无论男人还是女人，人生中都应该有多个支点。如果把自己的支点建立在唯一一个人身上，既是迷失了自己，也是他人的负担。

出轨的处理

曾经在一个油田基地，来了一个女工向我咨询。

这是一个非常能干的妻子，勤劳踏实、吃苦耐劳。自结婚后，一切家务全部由她担当起来，小到洗衣做饭、买菜带孩子，大到换煤气罐，自己全部搞定，从不让丈夫为家务活烦心，而她的丈夫则过着衣来伸手、饭来张口的日子。她经常不断地在别人面前炫耀自己的老公有多幸福。

然而有一天，她又在炫耀时得到了一个似晴天霹雳的消息——丈夫在外面另有女人！更让她愤怒的是，在家中油瓶子倒了都不扶一下的丈夫在另一个女人家中却常常抢着干这干那！

她的天空一下子塌了！她不明白，为什么这么幸福的丈夫在外面找女人？她也不明白，为什么她把家务活都包了他却在外面帮别人干活？她更不明白，丈夫为什么会喜欢那个除了撒娇发嗲以外什么都不会的女人？

她极端愤怒，闹过，吵过，打过……最终，丈夫为了孩子没有抛弃这个家，仍然每天回来吃饭睡觉，但明显地"身在曹营心在汉"，而稍有不顺就又跑到那个女人家里。

这个能干的妻子哭着、骂着，把这个故事讲完。这样生活已经一年了，大家都尽量避免去触碰那些敏感话题。她明确表示不想离婚，不想便宜了那个女人，不想让自己的孩子看到爸爸住到别的女人家里。

这个妻子问我："明明是他不对，反倒害得我小心翼翼，我也想算了放他一马，但我自己心里过不去这个坎儿，我不知道我还应该怎么办？"

任何第三者都绝对没有能力介入没有问题的家庭。介入的切入点一般恰恰是夫妻关系中那个薄弱环节。

外遇这件事真正能够修成正果的寥寥无几，通常如果没有外力的推动绝大多数都会无疾而终，但往往被欺骗的那一方不愿意等待，会以各种各样的方式让外遇浮出水面并给予压力，企图用压力逼迫外遇结束，实际上这时已经演变成了权力之争。

压力下的外遇双方因为受到挑战都开始维护他们之间所谓的爱情，反而让一段插曲变成了婚姻主题。如果你觉察到丈夫有婚外情，要搁置一下，等一等，最好坦诚地把你内心的担忧告诉他，看看他的反应。

不管对方说什么，都要说服自己相信他。不要追查他的行踪，不要翻他的东西，不要查他的手机。婚外情有一个情感曲线，从邂逅、动情、蜜月、冷淡到分离，基本上一年左右就完成了。

任何一方出轨被发现，如果不想放弃你们的婚姻，而且愿意原谅你的爱人，那么你可以和你的爱人站在一起共同面对这个问题。

第一，除了接受，还是接受。

第二，寻找家庭关系中哪里出了问题。

我刚才提到的例子，诸如抱怨、愤怒、指责、抨击、战火升级，感觉得不到应有的爱，其实也是感情的薄弱环节，都可能成为第三者的切入点。

现在这个故事中的家庭问题出在哪儿了呢？

家庭角色中出现了问题。每一个家庭中，各自都有一个角色和价值，妻子有妻子的责任，丈夫有丈夫的义务，互相不能代替。婚姻中最糟糕的莫过于你好心好意地把对方的责任和义务剥夺了，这也就意味着对方在这个家里的角色和价值消失了，他没有存在的意义了。想想啊，当这人的存在与否对这家庭没有影响的时候，当这个人在家中没有任何作用的时候，这相当于给了他一个被藐视的感觉，而男人的思维模式又以解决问题为导向，没有问题让他解决等于剥夺了他本能的权利，当碰到需要别人来解决问题的女人时让这位丈夫"英雄有了用武之地"。

第三，做出改变。

我已经感受到，你了解了上述知识、方法，开始要准备改变了。但是我要提醒你：一个人要想改变自己，一时可以做到，坚持一段时间就难了。除非你不想要这份婚姻，不然，你就咬咬牙坚持下去！

不要放弃！不要气馁！

婚姻从来就不是一条平静的路，会遇见风雨，也会遇到意外，你永远不知道等在前面的将是什么。两个人的关系就如他的右手握着你的左手，总有累的时候。这时候需要的不是放开对方的手，而是换成你的右手握着他的左手。感觉累了，出问题了，不一定只有离婚这一条路可以走，调整自己，调整对方，这样两个人才可以走得更远。

生命中你最注重什么

在我们每个人的心中都有着有别于他人的价值观，都存着自己内心追求的梦想。只要心存梦想，心存希望，那么你的生命就会更加精彩。去追寻你的生命价值吧，只要它能给你带来快乐，对社会有益，你就可以努力去实现它。

荣耀、金钱、地位、家庭、感情……哪个是你在这个世界上获得幸福的种子？不同的人有不同的答案。对你来说，最注重的是什么呢？

测试题

有一天，你忽然得到一种魔法，这种魔法可以使你变身成为一种动物，那么你希望变成哪种动物呢？

A. 鸟　　　B. 猪　　　C. 鹿

D. 狗　　　E. 牛　　　F. 马

结果分析

选 A：生命中，你最注重爱情。你追求一段完美的爱情，你认为人生就是因为有爱情，所以才显得多姿多彩。

选 B：生命中，你最注重金钱。你觉得有钱便能拥有一切，所以你总是卖力地赚钱、存钱，希望有朝一日能成为大富翁。有钱能使鬼推磨的观念深植你心。

选 C：生命中，你最注重名誉。你认为失去名誉就没有活在世上的价值了，所以平常的你总是谨言慎行，希望留给别人好印象。

选 D：生命中，你最注重休闲快乐。你认为人生苦短，不必辛苦地去追求一些事物，悠闲的生活最令你感到快乐，也可以说你是最典型的现代人。

选 E：生命中，你最注重家庭。你的家庭观念很重，心中期待的是父母的健康、兄弟姐妹的和睦，甚至日后的夫妻、子女问题都是你最关心的。

选 F：生命中，你最注重学业和工作。为了得到好成绩，你总是投入很多时间在书本或工作上，与其说你是工作狂，不如说你有一颗不认输的心，也可以说你是个有上进心的人。

扫码听音频
婚姻破裂的关键迹象

第五章

亲子教育：
别让孩子伤在童年

　　孩子是一本书，父母既是这本书的责任编辑，又是这本书的忠实读者。在本章中，我将员工常找我咨询的父母教育子女的烦恼、纠结与"挣扎"汇集起来，用心理学原理讲述及解释孩子的行为和家长的不安，为家长提供一些有针对性、好操作的解决方案，让家长学会怎样应对相似的情景。

扫码听音频

沉重的爱有时是可怕的伤害

第一节

听懂孩子的话，读懂孩子的心

　　孩子从少儿时期起，就开始对自己的情绪感兴趣了。家长要帮助孩子认识各种各样的情绪，并进一步学会恰当地表达情绪，学会正确发泄情绪的方法。

　　家长可以告诉孩子，每个人都会产生情绪，情绪是没有好坏之分的，它们只是人面对一些事情时自然而然产生的心理反应。人的情绪是需要发泄的，孩子也不例外，因此，一定不要因为我们的行为让孩子压抑自己的情绪，但也要教给孩子情绪是需要调控的。

　　我们是否经常会在大街上、商场里看到这样的现象：孩子在哭闹，有的家长就打骂孩子，可基本上不奏效，孩子哭闹得更厉害了；或者打骂暂时能够制止孩子的哭闹行为，但对孩子产生了很大的负面影响——孩子学会了压抑自己的情绪。长此以往，孩子的情绪长时间得不到发泄，就会使其心理扭曲、变形，影响心理健康。

　　上面提到的孩子哭闹，大多数是因为孩子想要某一样东西。当孩子因为没有得到想吃的零食或想要的玩具而哭闹或者乱摔东西时，家长可以这样告诉孩子："我知道你很想吃那些零食，很想要那些玩具，在合适的时候我会买一些给你吃，也会买一些给你玩儿。当我得不到我想要的东西时，我也会愤怒，但我不会因为愤怒而摔东西，因为乱摔东西是不对的。"这样既使孩子懂得了不良情绪是允许存在的，又使孩子懂得了如何正确地表达自己的情绪。

孩子在成长的过程中会遇到许许多多"第一次"的问题，这些问题当中，有些可以凭借孩子自己的能力跨越过去，可是也有许多问题就必须要得到爸爸妈妈的支持和帮助才可以跨越过去。

在生活中，很多情况下孩子自己无法准确表达成长中的困惑与难题，当孩子不知道怎么处理问题时，多数以情绪的形式表现出来，换句话说，孩子的情绪是表面的，你一定要想办法通过孩子的感受了解他面临的问题与困惑。

帮助孩子面对他的感受

如何面对孩子的负面感受？很简单，接受！

我们和孩子是完全不同的个体，不能用我们的感受代替孩子的感受。我记得有一次看杨澜的访谈节目，也提到了自己的感受和孩子的感受差异。她说，她每天都陪着儿子看动画片，每次也都跟着哈哈大笑。有一天她的儿子很认真地跟她说："妈妈！我决定不再陪着你看这么幼稚的动画片了！"杨澜大跌眼镜，谁陪谁啊？其实大人的感受和孩子的感受是不同的！

如果你在还没有接受孩子的感受之前就去谈其他，效果极差，因为孩子可能还没调整过来，还纠结在自己的情绪当中。当孩子的感受被接纳了，他才能开始集中精力改变自己的情绪。感受也没有对错之分，所有的感受都是应该被接纳的。

帮助孩子面对他的感受有以下四个技巧。

1. 全神贯注地倾听

大人嘴上说在听，其实心不在焉，这会让孩子失去和你交流的兴趣。比较好的办法是看着孩子并用心听孩子把话讲完。

如果你真正倾听孩子的叙述，孩子就能比较容易地表达他面临的困境。有时候，我们甚至什么都不用说，孩子需要的是我们能与他产生共鸣，这就够了。

孩子所表达的、所困惑的，有时因为知识不够的原因、表达能力没有达到的关系，能说出来的不是他真正想要说的含义，所以在孩子面前也要注意"听话听音儿"的问题。

有一个小朋友，在幼儿园回家的路上跟他的爸爸说："爸爸，今天我们看了小朋友被遗弃的故事，老师教给我们一个道理——要互相关心！""哦！"爸爸感觉孩子不像平时那么高兴。回到家，孩子问爸爸："我们这个城市有多少孩子被遗弃呀？"爸爸松了一口气：原来在琢磨这事儿呢！就很快上网给孩子查了一下，在这样的城市里、这样的生活水平，大概的弃婴率和人口数，算出来可能会有多少孩子被遗弃。孩子接着又问："那我们这个国家能有多少小朋友被遗弃呀？"爸爸又算出来一个数。孩子还问："那我们这个地球有多少小朋友被遗弃呀？"爸爸愣了愣，把孩子抱起来放在自己的怀里，告诉孩子："宝贝儿，不管这个世界上有多少孩子被遗弃，不管这个国家有多少孩子被遗弃，不管这个城市有多少孩子被遗弃，那都不会是你，你是爸爸妈妈的最爱！爸爸妈妈永远都不会遗弃你！"话刚说到这儿，孩子欢呼雀跃起来！哦！玩去喽！

这个爸爸正是因为全神贯注地倾听孩子的话，才理解了孩子的内心感受，帮助孩子解决了问题。

2. 回应他的感受

用关心的态度，用"嗯……""哦……""是这样的啊……"这样简单的话回应孩子，孩子得到鼓励就能把感受说出来，也能在叙述的过程中整理自己的思路和感受，也许就有可能自己找到解决问题的办法了。我们看看以下两种回应的不同效果。

第一种回应。

孩子："妈妈，有人偷了我的新铅笔。"

妈妈："你确认不是自己弄丢的？"

孩子："没有，我去洗手间的时候，它还在课桌上呢！"

妈妈："谁让你乱丢东西的？你怎么总是这样？你这不是第一次了，告诉过你多少遍了，东西要放在课桌里，你就是不听！"

孩子马上脾气上来了："别烦我了！"

第二种回应。

孩子："妈妈，有人偷了我的新铅笔。"

妈妈："哦？"（看着孩子）

孩子："我去洗手间的时候，它还在课桌上呢！"

妈妈："嗯！"（还是看着孩子）

孩子："哎呀！已经第三次丢铅笔了。"

妈妈："噢！"（仍然看着孩子，给予鼓励的样子）

孩子："从现在起，我离开座位的时候把铅笔放回课桌里就不会丢了。"

妈妈："是这样的啊！"（甚至可以给孩子一个吻或者拥抱）

孩子："这样就太好了！"

你会发现，当孩子被提问、责怪、建议的时候很难有清晰的思路和积极的态度想问题。所以，用回应他的感受来代替提问和建议，是比较好的办法。

3. 对孩子的感受做恰当表达

有时候孩子的感受家长也能了解，但家长跳过了恰当表达这个环节，因为家长担心说出孩子的感受会让孩子更难受。其实相反，当孩子听到这些话时，心里会感到安慰，会觉得有人能理解他内心的感受，他知道产生这种情绪是谁都会有的，他就不会感到不安了！

我们还是来举例比较一下。

孩子："我那只兔子今天早上死了。"

家长："别难过，宝贝。"

孩子："哇！"

家长："别哭了，不就是只兔子吗？"

孩子："哇……哇！"

家长："别哭！我再给你买一个。"

孩子："我就要这只兔子……"

家长："你真是无理取闹！"

奇怪的是，我们越是想让孩子摆脱不好的感受，不管我们的态度多好，孩子也只会越难过。

我们换一种表达方式可能会更好一些。

孩子："我那只兔子今天早上死了。"

家长："哦，是吗？真没想到。"

孩子："我还教它玩跳高呢。"

家长："你们在一起挺开心的。"

孩子："它是我的好朋友。"

家长："失去朋友当然挺难过的。"

孩子："我还每天给它喂食呢。"

家长："你真是挺关心那只兔子的。"

我们用恰当的方法是要用说出孩子的感受来替代否定孩子的感受。

4. 用幻想的方式实现他的愿望

当孩子想要一样我们没有的东西时，家长往往给孩子解释为什么没有。但常常是我们越解释，孩子越不听。

我再用一个例子进行说明。

孩子："我要一个隔壁小朋友的玩具！"

家长："家里没有啊，宝贝。"

孩子："不！"

家长："你可以玩这个玩具啊。"

孩子："我就要！我就要！"

家长："我告诉过你咱家没有！"

孩子："哇！"

家长："你怎么这么不懂事！"

我推荐这样跟孩子交流。

孩子："我要一个隔壁小朋友的玩具！"

家长："家里没有啊，宝贝。"

孩子："不！"

家长："你可以玩这个玩具啊。"

孩子："我就要！我就要！"

家长："听得出你很想要那个玩具。我真希望现在就能有。我真希望能给你变出来一个。"

孩子："那……我就玩这个玩具吧。"

家长："好啊！"

有时候，孩子对某种东西的渴望心情一旦得到了家长的理解，他反而比较容易接受现实，比逻辑解释更有效果。

其实比语言技巧更关键的是我们的态度。如果我们没有同理心，无论我们说什么，在孩子眼里都是虚伪的，都是想对他进行操控。

只有我们真正拥有同理心，才会打动孩子的内心。

四个技巧中，最难的恐怕是倾听孩子情绪的宣泄，并说出他的感受。这需要我们不断地练习，才能从孩子的叙述中确定他的真实感受。

孩子的任性、发脾气是一种心理需求

我们刚才提到，生活中经常见到一些孩子，为达到某种目的，特别任性，有时甚至会因此哭闹不止，把家长搞得筋疲力尽仍不罢休。为此，家长只得退让，或者听之任之。而有的人却把这种任性归咎于独生子女被娇惯所致。这些评判和做法都是错误的。

这种任性实质上是一种与家长对抗的逆反心理，其根源在于家长初始没有重视他的心理需求。

孩子这样的情绪现象是有心理学意义的：一方面他要随心所欲、自行其是，不愿意再受父母管辖；另一方面他又想继续依赖父母，恐惧父母离开自己。这是一种双向冲突，孩子出现情绪不稳定、发脾气意味着一种对父母的关系控制。孩子乱发脾气是他不知道该如何表达他的情绪，当他发脾气时，感觉对父母牵制比较大，于是他就接着这样干，并乐此不疲。

对策是告诉孩子发脾气是一种生气、一种愤怒情绪的暴露，还要告诉他生气的时候内心也会很难过，一点都不好受，这个过程是"识别"。静静地，甚至可以微笑地看他发一会儿脾气，最多两三分钟情绪就会结束。情绪的结束往往带来疲惫，那就告诉他发脾气可以不那么久，爸爸妈妈听你嚷一句就知道你要什么了，生气过头人就没有精神。这个过程是"鼓励情绪节制"。

然后帮他分析生气的原因是什么。比如：想要什么东西却未能如愿，是愿望没有满足；必须按时起床吃饭，按时上学，按时交作业，这是遭受一种限制；喜欢的电视节目停播，没人陪他玩或大人只顾自己的事，这是失去了某种快乐；搭积木失败、做什么事情没有成功等，这是遭受挫败。

让孩子把发脾气和可能的原因结合起来，这个过程叫"分析"，对孩子说哪些情况下发脾气是可以的，哪些情况下发脾气也没有用。尤其要跟孩子说在某些情况下，如果不发脾气，好好说，愿望更容易实现，这个过程是"选择"。最后，父母要示范给孩子看，如何合适地表达愤怒，这个过程叫"管理"。

对经常乱发脾气的孩子仅这样做还不够，孩子一般习惯了通过发脾气来获益，所以当孩子发脾气时，妈妈就走开，干自己的事。等孩子发完脾气后装作什么都没有发生，更不要批评他，因为在某些时候，批评也是一种亲密获益。当孩子态度和蔼地要求什么，妈妈应立即满足，哪怕要求稍有些过分，为了抑制他的脾气也要满足，让孩子觉得好好说话更能实现理想，这个过程叫"消退"。

说出孩子的内心感受非常重要。一旦孩子知道他正在经历什么样的感受、了解谁遇到相似的情景都会有这种感受时，孩子便能开始着手自己帮助自己了。

这些做法对孩子的成长比我们给他任何抽象的说教都有效。

家庭是孩子教育最好的切入点，每个人的自尊、自信以及未来多方面的能力，比如人际交往能力、工作能力、学习能力及生活能力的成长，都和家庭有密不可分的联系。

有研究表明，好的家庭氛围可以帮助孩子屏蔽外界至少 80% 的不良伤害，对孩子的健康成长起着举足轻重的作用。

孩子的未来掌握在我们手中！

扫码看视频

孩子要"管"还是要"陪"

第二节

孩子太活泼，是调皮还是多动症

数年前，我在出门诊或到外地会诊的时候，经常有孩子家长找来，目的是要给孩子开一个诊断证明，诊断什么呢？——"多动症"。我一般都会拒绝，因为孩子不是多动症。有的家长会软磨硬泡，央求我给予诊断，不然老师跟孩子过不去！我告诉家长："开一张诊断证明很简单，你接下来面临的就是放弃，因为从此你的孩子就戴上了这个帽子，他永远都不会走出这个阴影，他会不断地在这个'诊断'的庇护下姑息自己，同时他还会采取退缩、回避、不思进取、自暴自弃的方法面对一切困难，因为他'有病'啊！你们愿意放弃你们的孩子吗？"这时家长才恍然大悟！在说服家长的同时，我接下来就是告诉家长，需要做什么，怎么做。

如何区别孩子是多动还是好动

天性活泼好动与"多动"是有区别的。那么，父母该如何区别孩子是多动还是好动呢？

活泼好动的孩子在听故事、做游戏、看动画片或干自己喜欢的事情时，能专心致志地做很长时间，比如一般一个 6 岁的孩子在看动画片或者做任何一件他喜欢的事情时能专心致志地把注意力维持在 20 分钟以上，就不能诊断患有多动症。如果这个年龄段的孩子做任何事情都不能持续 10 分钟，父母就要向儿童心理医生做相应的咨询了。

不同的多动症儿童有不同的症状，一般有四大特点。

注意力缺陷。不能专心致志地做一件事，容易被外界不相干的事物或无关的刺激干扰；上课容易分心，心不在焉，似听非听；易遗忘日常活动；经常做事粗心或拖拉。

在应安静的场合活动过多。无目的性，动作花样频繁，做事常半途而废，有始无终，丢三落四；即便是看电视、听故事、学歌谣，也会小动作不停，屁股在椅子上扭来扭去，一副心不在焉的样子；一会儿就走神儿，动动这儿、看看那儿、出点怪声儿或从位子上站起来在教室里无目的地溜达一圈；话多，插嘴，过度喧闹。

做事易冲动。情绪不稳定，易激惹，自我控制能力差，遇到一点困难就放弃或发脾气，跟小朋友在一起也是说翻脸就翻脸；行为冲动，不顾后果，常招惹周围的小朋友，给老师和父母带来麻烦，对批评置若罔闻、屡教不改；不守纪律，没有规则，他提出的要求必须立刻得到满足，否则就大喊大叫。

做事显得笨手笨脚，精细度和协调性差。比如穿衣服、扣纽扣和系鞋带时动作缓慢且容易出错；走平衡木容易摔下来，走路摇摆不成直线；做操跟不上节拍或做错。

一般来说，多动症儿童的智商并不低，但其中多数孩子学习困难、做事马虎，这主要是由于注意力集中的时间比同龄的孩子短所致。

多动症的发病原因不明。目前西医倾向于与遗传因素、脑神经递质代谢、轻微脑组织损伤、环境因素、心理因素、社会因素等有关；中医则认为是先天禀赋不足、后天失养所致，但至今没有定论。

关于多动症的诊断、治疗和家庭教育，建议找专科医生，进一步对孩子进行个体化的诊治指导。

调皮好动的孩子有什么特点呢？

大多数幼儿在一定时期内会表现出注意力不集中、活动频繁、目的性不专一的状况，尤其悟性强、理解问题快的孩子，这种表现更为突出。对此，家长要施加一些积极的心理影响，帮助孩子培养良好的习惯，否则上学以后，就会与学习产生矛盾，加重学业负担。

不能持久地做一种游戏，常是家长随他的注意力转移而迁就的结果。如果孩子不能对某一件事持续注意一段时间，半途而废，家长就坚决地孤立他，让他意识到这样做是不受欢迎的，慢慢地孩子会对自己的行为产生正确的指向。比如，家长正陪孩子搭积木，刚玩一会儿，孩子又要去骑车。此时家长可以表现出对玩积木仍有浓厚的兴趣，提出一些新想法来吸引他，对骑车的事好像没听到一样。如果你答应了他，还为他搬车，这样，他骑不了几圈，也许又要干别的去了。假如孩子非去不可，也要强令他收拾好积木才可转入其他游戏，使孩子形成做完一件事再做另一件事的心理导向。这样，无形中孩子在一个游戏、一件事上的注意力就会逐渐延长，慢慢就会自动地保持注意力集中的时间。

对孩子的情绪，家长也应适当地调控。仍以搭积木为例，由于孩子对事物认识的局限性及身体协调能力的不成熟，往往还没有搭出他想要的模型就散了架，因而发脾气，甩手不干。家长应教给他一些基本的搭建方法，帮助孩子搭成他想要的模型，让孩子觉得游戏有趣，通过自己的努力就能成功，孩子的情绪就会慢慢好转，对训练注意力集中也大有好处。

调皮好动是幼儿的天性，动是孩子探索世界的表现。只要把好动引到正确的方向，孩子的缺点就会成为优点，使他的一生受益无穷。

我听到不少员工抱怨孩子把家里买的东西给拆坏了，把好好的东西给"祸害"了，这就是孩子探索的表现，说明孩子有探索世界的好奇心，应该及时鼓励，加以诱导，孩子的创造性就不会被磨灭。

我们可以这样教孩子：你对这个东西感兴趣，想拆开看看，想法很好啊！关键是原来的方法不对，你其实可以有一个顺序，把第一个拆下来的零件放在这里，紧挨着放第二个拆下来的零件，接下来是第三个……依次放好，你再安装回去的时候不就没有问题了吗？

当孩子有了恰当的方法，他的探索欲望会有所满足，对孩子的自信心、成就感以及注意力集中、情绪控制都有良好的作用。

我还想借着多动症这个话题，谈谈不给家长开证明的原因——不能给孩子随意贴上负性标签。

心理学的标签效应

当一个人被一种词语名称贴上标签时，他就会做出自我印象管理，使自己的行为与所贴的标签内容一致，或者说人们一旦被贴上某种标签，就会成为标签所标定的人，这种现象是由于贴上标签后人的心理规律引起的，所以称为"标签效应"。

有媒体披露：截至 20 世纪末，中国现有的 3 亿学生中，被全国各类学校划入"差生"行列的学生达到 5000 万人！这个惊人的数字对当下的中国教育来说意味着什么呢？

一张白纸，可以画最新最美的图画——每一个健康、天真无邪、可爱活泼的孩子降生于人世何尝不是一张白纸，一张原本都可以画成最新最美的图画的白纸？遗憾的是，在一些地域，家长或老师给我们原本健康快乐的孩子的心灵图画涂上了阴暗、消极的一笔，这一笔足以影响孩子的一生。

当一个孩子老是被家长说成"笨孩子"，被老师说成"差生"，他肯定会对自己的能力产生怀疑，进而对自己失去信心。如果这个"标签"在孩子的自我认同建立时期就贴上了，毁掉的将是孩子的整个人生！

这就是我要给家长或老师的忠告：不要轻易给孩子贴上负性标签！

在青海高原上有一个生产基地，一个厂长的妻子是地方小学的老师，他们自己的孩子也在妻子任教的小学就读。厂长的妻子经常跟厂长念叨，又有哪个老师说企业子女就是不争气啦！厂长的妻子听了很难受，厂长心里也难受。一方面觉得老师对这些孩子有偏见，另一方面也觉得企业子女应该争口气——恨铁不成钢。

我对这类事情是这样分析理解的：就像医疗行业普遍处于被动局面，许多人对社会医疗保险制度的不满、对管理部门不作为的愤怒、对自己收入不理想的抱怨和无奈，统统发泄到医院里一样，各行各业的社会形象也在遭受着这样那样的抨击和曲解。许多特殊企业的子女们从小的生长环境就很偏僻，受教育水平也确实差，孩子还经常被送到爷爷家或姥姥家，学习水平也或多或少受到影响。但是，我们也有很多孩子相当出色，有很多企业子女考上北大、清华等名牌大学，所以地方的老师对企业子女评价也有以偏概全、失之偏颇的倾向。这个负性标签会影响孩子的成长，家长不可忽视。

我虽这么分析，但闻听此言也常常会有一些冲动，想放下手里的全部工作去指导家长，教给孩子怎样应对这类问题。

有一个母亲，为了减少外界给孩子负性标签的影响，是这样和她的儿子沟通的。

她参加幼儿园的家长会，老师告诉她："你儿子有多动症，在凳子上连三分钟也坐不了。"在回家的路上，儿子问："老师说我什么？"母亲鼻子一酸，差点哭了，她忍着说："宝宝，老师表扬你了，原来你在凳子上坐不了一分钟，现在能够坐三分钟了，别的孩子的妈妈特别羡慕我，因为全班的孩子中，只有宝宝你进步了！"当天晚上孩子破天荒地吃了两碗饭。上小学的时候，母亲去开家长会，老师说："全班50个人，你儿子数学成绩排第49，倒数第二，我怀疑他有智力问题，你最好带他到医院检查一下。"在路上母亲哭了，回到家里看到儿子诚惶诚恐的样子，母亲说："老师对你充满了信心，只要你细心，你会超过同桌的！"第二天儿子上学比每天起得都早。上初中的时候，母亲开家长会，老师对她说："按照你儿子的成绩，考重点高中够呛。"母亲回来对儿子说："老师对你挺满意的，只要你努力，很有希望考上重点高中。"

　　这是一个聪明的母亲，她不断地鼓励孩子，给孩子以向上的力量，在她的鼓励下，这个孩子后来考上了大学。当孩子拿着大学的录取通知书来到母亲面前的时候，孩子眼泪夺眶而出，说："妈妈，我知道老师没有看好我，我知道这么多年来您坚持不懈地给予我鼓励、支持。是您的不放弃，才使我自己也不放弃，才使我有勇气继续努力！这一切都是妈妈您的功劳啊！"

　　对孩子要全身心接纳，无条件地爱，要把对孩子的爱与对他行为的评价分开。好的亲子教育就是爱，你不放弃他，孩子也不会放弃自己。

扫码看视频

为什么把孩子比作"神兽"

第三节

当"青春期"遇到"更年期"

青春期是指 13 ~ 19 岁，更年期在 45 ~ 55 岁。受社会各方面发展变化的影响，现在的孩子青春期普遍提前，加之越来越多的夫妇实行晚婚晚育，因此，当孩子进入青春期后，母亲也多是 45 岁左右的中年妇女，开始进入医学意义上的更年期。

青春期与更年期有许多相似的地方。一个是处在生理上的成长期，一个是处在衰退期，都属于人的生命过程中十分不稳定的阶段。青春期，叛逆，自我；更年期，烦躁，易怒。当"青春期"遭遇"更年期"，就成为一个很棘手的问题。这个时期的母女不和、母子不睦，成为很多家庭中存在的问题。（男性的更年期来得较晚，不容易与孩子的青春期相冲突。）

社会越来越多元复杂，使孩子得到更丰富资源的同时，也带来更多的危险。家庭不再是一个封闭的系统，而是变得更加开放，父母对孩子的影响也因此不断下降。父母都很担心孩子长大了是否像自己所想的那么好，现在青少年的问题变化快、花样多，就更加让父母出现普遍性的教育焦虑。

过去孩子的问题多为早恋、打架、偶像崇拜等，现在则添加了网络成瘾、手机依赖、赌球、性安全、恶搞玩具等众多花样。

现实社会中的父母常常有如此困惑："谁在影响孩子的未来？""在孩子的成长过程中，家长应该扮演什么角色？""我怎样才能把孩子教育成为一个有用人才？"

心理学的结论：家长是孩子重要的教育资源，是孩子人生的设计师，学校仅能给孩子提供知识、技能和能力，而家庭为孩子提供了人性、情感、自尊、自信、品位、视野、生涯规划等，家庭比学校更能决定孩子将来是否成功。

关键在于家长怎么引导

父母眼中的世界跟孩子眼中的世界相差甚远，快速发展的社会又是那么瞬息万变，近十年世界的变化胜过了我们过去的几十年。青少年既精力充沛、富于创造力和梦想，又追求独立、反抗权威，以自我为中心。而更年期时的妈妈，生理、心理方面都会发生相应的变化，往往会产生消极、抑郁、沮丧、忧虑等情绪。

父母和孩子矛盾尖锐，主要是缺少沟通。不知道如何处理亲子关系的家庭往往在这个时期会变得狼烟四起、烟雾弥漫，小到唇枪舌剑，大到家庭冷战，更有甚者，来个家庭拉锯战——孩子离家出走，家长后面紧急追寻，这使孩子和家长都非常受伤，使得心灵得不到片刻的安宁。

我们再来看几个身边发生的故事。

"哈韩男孩"与妈妈的战争：一个刚上高中的男孩儿，上高中以后对韩国影星出奇地关注，是一个典型的"哈韩男生"。妈妈说：

"这样不好，这是学坏，你要听妈妈的。"而孩子反而把头发染成彩色的，裤腿改得大大的，出门进门都是一句"阿尼阿塞呦"，张口闭口都是"看人家韩国……"妈妈这个气呀，听到这些话就想给他一巴掌！问题是妈妈越生气孩子就越来劲儿！

"出走女孩儿"与父母的较量：有一个高二的女生，爸爸在工程现场做管理工作。妈妈自己开了家美容店，招了几个美容师，每天自己打理。父母给予孩子"无限的爱"——从来不吝惜花钱，只要女儿张口，要什么给什么。女儿谈了个"男朋友"，妈妈说："行啊，只要你喜欢。"直到有一天，妈妈发现很晚了女儿还没回来，到女儿房间才发现桌上留了张字条："爸爸妈妈，你们继续给我的钱我不需要了！"妈妈吓坏了！赶快给爸爸打电话，第二天爸爸从工地火速飞回。两天后，女儿自己回到了家里。心里石头终于落地的父母不敢打骂孩子，小心翼翼地关注孩子有没有受到伤害。还没过几天，父母刚以为一切如常了，女儿又提出来要辍学开个小服装店，让家长给准备资金。

"唱歌男孩儿"和家人的抗衡：一个男孩儿因为唱歌很好，读高三时萌发了想考影视艺术学院的想法，并为此耽误了学业。家人都认为现在演员的光环那么吸引人，导致竞争相当激烈，家中又没有人能帮得上忙，所以也不可能考上，建议他不要分心，不如好好准备高考。谁知这么分析没有起到说服的作用，反而更激发了他考艺术院校的决心，更是一门心思地把时间花在唱歌上了，该读的书不读了，该上的课不上了。全家人都急得饭吃不香、觉睡不着。

"哈韩男孩儿"的问题焦点在于他要独立，要有自己的意愿，要通过表现出自己的时尚来反衬家长的落伍，这样自我价值得到了体现。他的妈妈来找我时，我们共同分析原因：一是要接受这个落差，承认确实家长有些落伍；二是努力了解一些时尚新潮的语言；三是可以看看韩剧。这个妈妈从那时就开始看韩剧，慢慢地也学会几句韩语，也对韩国影星评头论足了，有时候还跟着韩剧里的情景哭得稀里哗啦的。渐渐地，她发现孩子不"哈韩"了。其实，过了特定时期，孩子的逆反和抵触心理就小多了。

"出走女孩儿"的问题焦点在于她要体现自己在家人心目中的价值，她不是附属品，不是宠物，不是吃饱穿暖就可以无所求，她是一个活生生的孩子，需要大人感受着她的感受、痛苦着她的痛苦、快乐着她的快乐。她来跟我讲述的时候，用了很多词，中心意思是"我很羡慕别人的爸爸妈妈，哪怕吃糠咽菜、哪怕打骂、哪怕没有名牌衣物，我都愿意住到他们家里去，因为他们把我当成孩子，他们的注意力在孩子身上"。

"唱歌男孩儿"有一个美好的梦想，希望自己的长处被人们认可，自己的价值得到体现。这个年龄段的孩子还没有判断外界环境的能力，需要通过一系列的活动探究。我给孩子家长的建议：如果家庭条件许可，应该带孩子尝试一下，这既可以让孩子对自己有一个恰当的认识，也是了解社会的一个好机会。与其在家里强迫孩子读书，不如让孩子出去看看，也许他能了解"山外有山，天外有天"，从而对自己有所激励，也许我们并不知道孩子的真正潜力。当他真正了解自己在这个圈子中、行当中的不足时，他会面对现实，专心致志地做自己应该做的事。如果强迫他服从，不但伤了孩子的自尊心，孩子也会因为不甘心放弃该做的事，还影响了和家人的关系。

自尊心是孩子精神人格的脊梁，如果孩子没有建立起自尊心，他就不会在意别人怎么看他，不懂如何理解别人，不会用心研究人们的行为规则，也就不会寻求别人的尊重和认可，由此也就没有了上进心。

帮助孩子建立自尊心最好的方法是尊重孩子，把孩子当作和自己完全平等的人来对待。父母尊重孩子，孩子就会尊重自己，进而也会尊重别人。帮助孩子建立自尊心的第二个重要方法是无条件地爱孩子，这样孩子的自我价值就会上升，开始感觉自己很好，进而产生寻求更好的动力。

正确理解孩子的"早恋"

家长如果发现孩子"早恋"了，不要忙着制止，先观察孩子一两周的学习状况，再决定是否要进行干预。如果决定要干预，父母要商量一下，必要时还可以演一出双簧戏。对男孩，父母可以故意欣赏孩子的选择，说："有眼光，那是很不错的女孩啊！你要珍惜她哟！要好好学习让她保持对你的欣赏哦！"这是一种资源趋向，凡事先看到好处，故意夸大好处引发孩子从"早恋"中获益。对女孩，父母可以说："那男孩看起来比我们的女儿聪明哟，要追上我们这样骄傲的小公主，不耍点聪明肯定是不可以的。"激发女儿对男孩的幼稚敏感，从"早恋"的混乱中清醒（同年龄的男孩普遍比女孩晚熟）。将"早恋"当作一种积极的事情来暗示，也是让孩子利用"早恋"的情感获得学习进步和心理健康发展的资源。

如果我们觉得孩子产生了"早恋"情感，学习一定会垮下来，这个先入为主的观念往往毁了亲子间的交流，也干扰了孩子的内心秩序，自然会危及学习。当然，每个"早恋"开始的时候，孩子学习都会出现波动，往什么方向引导就是父母要承担的责任，父母一定不要想当然地把成人的恋爱与孩子的"早恋"画等号。其实，孩子的"早恋"很像是自我认同，是挣脱自恋（喜欢不同性格的人）或寻找自恋（喜欢相同性格的人）的心理游戏，性欲的成分很少。一般初中生的"早恋"是过家家，小孩子的玩意儿，不爱也不恋。高中生的"早恋"是寻找学习压力的缓冲、青春期反叛、自爱体验的混合物，实质是把对同性接触的依恋经验转移到异性接触中，只恋不爱。家长要不断地淡化孩子"早恋"中爱的意味，增加友谊或情谊的味道。

扫码看视频

孩子叛逆的是父母的不良管教行为

教育要考虑价值观的差异

对于孩子来说，父母是个未知世界；对于父母来说，孩子也是个难懂的世界。爸爸妈妈现在经常感到特别困惑的就是能跟孩子沟通的共同语言越来越少。

有个妈妈讲过这样的故事，她的女儿上初中，爱吃、爱喝、爱打扮，就是不爱学习。于是她狠了狠心，买了两张《白毛女》芭蕾舞剧票，每张要 400 元，陪着女儿去看。看完了问女儿受到什么教育。女儿想都没想就说："我看呀，喜儿的悲剧是她爸杨白劳给逼的，杨白劳借了黄世仁的钱干吗不还呢？借债还钱是天经地义的事！再说，喜儿也够傻的，黄世仁那么有钱，嫁给他就算了，干吗自己跑到深山里当白毛女！" 她妈妈听了简直目瞪口呆："我小时候看《白毛女》这个电影的时候流了那么多眼泪，那么痛恨黄世仁，那么同情喜儿和杨白劳，如今我的女儿却替黄世仁说话！"

当父母用过去的事来教育孩子时，要警惕——所有的人要理解过去必须曾经亲身经历或者学好历史，否则就会出现刚才的一幕。

不能用过去的价值观来衡量现在，因为社会主流的价值观是在变化的，而主流价值观的变化是谁都控制不了的。不要执着地看问题，不要用过去的标准看现在。

现在孩子眼中的爸爸妈妈大都是外星人，孩子很不礼貌地把父母称作 "蛋白质"。什么是"蛋白质"呢？说白了就是对现在的孩子想什么、说什么都无所知，还有点神经质。

　　所以家长要懂一点孩子的世界。孩子在网上都做些什么，他说话的流行语言也得知道一点，以便于与孩子进行交流。

　　当青春期碰上更年期，家庭矛盾在加剧。知心姐姐卢勤给父母写了一本书，告诉父母别跟孩子"较劲"，青春期的孩子不好惹。然后又写了一本书跟孩子说："别跟父母较劲，更年期的父母更不好惹。"她认为，要想调整好这个时期的亲子关系，办法只有两个字：沟通。

第四节

听孩子爱说的话，说孩子爱听的话

有一个教育家说过："如果我跟孩子没有共同的兴趣、喜好和追求，那么我通向孩子心灵的通道将会永远堵死。"要用孩子的眼睛去观察，用孩子的耳朵去倾听，用孩子的兴趣去探寻，用孩子的情感去热爱！

家长可以这样理解孩子的情感。他给你一块糖吃，是有汽车大王捐助一亿元的慷慨。他做了一个纸飞机飞不上去，是有齐柏林飞船造不成功一样的踌躇。他没有打到他讨厌的人，就好像是罗斯福讨不着机会带兵去打德国一般恼气。他受了你盛怒之下的鞭挞，连在梦里也觉得有法国革命模样的恐怖。他作文想得 100 分没得着，仿佛是候选总统落了选一样失意。他想你抱他一下而你偏去抱了别的孩子，好比是一个爱人被夺去一般伤心。

和孩子沟通首先要有同理心，就是你要站在孩子的角度去思考、去体验、去理解，再把这种体验和理解表达给孩子。每个孩子都有自己的思维模式和行为风格，家长不能用自己的思维方式约束孩子。

给予孩子快乐

也许你还没意识到，父母能给予孩子的最重要的礼物就是"快乐的本领"。这个本领不是巧克力、漂亮衣服和耐克鞋能带来的，你需要培养他具备一些专家认为快乐必备的特殊品质，比如自尊、乐观、自我控制能力等等。

下面几种快乐秘方，你可以尝试一下。

有时间享受"不受限制"的快乐。为了让孩子能应付挑战，家长常常用各种各样的活动控制孩子的时间表。但孩子毕竟是孩子，他需要带着童真的想象力尽情地玩耍。这些按照孩子的步伐去探索世界的活动，更能给他带来真正的快乐。

关心他人。孩子需要认同自己是家庭和社会中有价值的成员，家长要尽量给孩子提供接触社会、关心和帮助他人的机会。如让孩子把家里的旧玩具收集起来，送给有需要的小朋友；帮助照看比自己年纪小的小朋友；帮妈妈做力所能及的家务等。儿童心理学家指出，儿童在很小的年纪就可以享受帮助别人的快乐。

更具体的表扬。当孩子做好一件事或掌握了一种技能的时候，不要总是简单地说"做得不错"，要指出他具体成功的细节。比如，"你今天把那个摔倒的小妹妹扶起来，真让妈妈高兴。""我喜欢你画的这些树。"具体的表扬会让孩子产生更大的满足。当然，也要注意表扬的真诚和表扬的技巧。不能表扬过度，要让孩子从小就认识到，真正的表扬来自他战胜挑战之后。

不要苛求完美。找机会放大孩子的"闪光点"。孩子总是在家长的不满和批评中伤了自尊，失去了自信。所以，下一次当你再要抱怨的时候，先想一下，这个过错是不是跟他的年龄有关？如果是，你再想，10 年后他还会这样做吗？如果你的答案是否定的，就别再唠叨个没完。记住你和孩子之间的感情总比他把袜子放在哪里、把房间弄成多乱要重要得多。

教会孩子解决问题的技巧。当孩子认为自己能解决一些问题时，可以让他产生良好的自我感觉。所以，当他遇到难题时，你可以按下面的步骤教会他解决问题的技巧：发现问题；让孩子描述出他想要的结果；帮他设计出要达到这个结果的步骤；让他自己想，哪一步他能够自己完成，哪一步需要别人的帮助；在他确实需要帮助的步骤上提供帮助。

给孩子展示自己的机会。每一个孩子都有自己独特的天才和技能，展示这些能给他带来极大的喜悦。"妈妈，我给你讲一个故事好不好？"这时即使你在厨房做饭，也要满足他这个愿望，并适时地给予肯定："你讲得真是太棒了！"要知道，能和你分享他喜欢的这个故事，对他来说是多么快乐。孩子的热情能通过你的分享和肯定，转化成良好的自尊、自信，而这些品质对他一生的快乐都是宝贵的。

父母跟孩子说理的技巧

循循善诱、充分说理是家长教育孩子的重要手段。跟孩子说理不仅需要有耐心，还应结合少年儿童的心理特征选择恰当的方法和技巧。

首先，要充分肯定孩子的长处。古语云："数子十过，不如奖子一长。"跟孩子讲道理，应充分肯定孩子的长处，对孩子的进步给予及时的表扬和鼓励，在此基础上再对孩子的过错予以纠正，这样孩子就容易接受大人的意见。如果一味地数落孩子，责怪孩子这也不是那也不对，只会让孩子产生自卑心理和逆反心理。

其次，所讲的道理要"合理"。跟孩子讲的道理应合情合理，不能信口胡说，也不能苛求孩子，因为大人信口胡说，孩子是不会服气的，大人的要求过分苛刻，孩子是办不到的，比如生活中有的父母自己喜欢吃零食，却对孩子大讲吃零食的坏处，如此，孩子是不会听从的。

再次，要给孩子申辩的机会。跟孩子说理时，孩子可能会对自己的言行进行辩解，大人应给予孩子申辩的机会。应该明白，申辩并非强词夺理，而是让孩子把事情讲清楚、讲明白，给孩子申辩的机会，孩子才会更加理解你所讲的道理，使教育收到良好的效果。

最后，要了解孩子的情绪状况。孩子和大人一样，情绪好时比较容易接受不同的意见，不高兴时则容易偏激，因而跟孩子讲理，要充分了解孩子的情绪状况，在其情绪较好时对其进行教育，若在孩子情绪低落时跟他说理是不会奏效的。

合理引导孩子的欲望

"我是一位小学二年级男孩的母亲。最近有件事让我非常烦恼。儿子偷拿我的钱，而且不是第一次。去年的一天，我发现钱包里的几十元零钱不见了，心里七上八下的，担心是不是儿子偷拿了。等儿子放学后，我直接问他：'你拿妈妈的钱去买什么了？'他愣了一下，诚惶诚恐地说：'买了一盘游戏光盘，分了十元给小朋友，买了点吃的，还剩了五元。'果然是他！怎么办？要不要揍他？我努力使自己冷静下来：'这是小偷的行为，你知道吗？'接着跟他讲了些'小偷针，大偷金'之类的道理、典故。

"后来我每星期给他一些零用钱由他支配。前天中午，我在房间午睡，听到有硬币掉在地上的声音，我心一沉，难道儿子又在偷拿我的钱？我悄悄走出去，看到他正躲在冰箱后面，手里拿着我的钱包。我很生气：'你怎么能这样？'一个下午我都在想该怎么办，他一再偷拿钱是不是我也有责任？难道是钱包放在他随手能拿到的地方，他难以抵制这种诱惑？难道是我没有给他讲清楚道理？难道学校出了什么'校霸'？我后来没有揍他，只罚他做了家务，他爸说我这样也不对，这么轻易就放过他，以后有可能还会犯。我想知道，我到底该怎么做？"

从问话中，我能感到母亲对孩子前景的焦虑。我提醒母亲，问题跟孩子的欲望有关。

一个还不满十岁的孩子开始喜欢钱，并且用一些幼稚的办法来拥有钱，对父母来说，既是一件让人担心的事，也是一件让人高兴的事。

因为一个孩子能否比别的孩子成长得更快、更好，关键要看他对外部世界是否产生欲望，有没有物欲或占有欲，欲望是一个人成长的原动力。父母可以和孩子讨论通过何种方式去拥有他喜欢的东西，钱只是实现欲望的工具和桥梁，不要就钱的问题纠缠不清。

偷拿家里的钱是每个孩子都可能犯的错，作为孩子的父母，首先要降低这件事的重要性，不要说那些"小偷针，大偷金"之类无限上纲的话，更不要提"偷"这个字。十二岁以下的孩子心理都很脆弱，会以为自己不是好人，形成创伤体验。现在的独生子女普遍都以为家里的就可以是自己的。对于十二岁以上的孩子，可以帮助他学习对钱的管理，给他稍微多一些的零花钱，要求他建立一个账目，时不时看看，然后夸奖几句。如果这样管理的效果不错，孩子不乱花钱，可以奖励他更多的钱，让他在钱的管理上有成就感。如果乱花钱，就克扣一些零花钱，让他觉得这样做得不偿失，他就会改变做法。

上述案例中这位母亲的问题是陷入一种文化冲突，把孩子的行为等同于大人的行为。因为大人内心害怕"偷"这样的字眼，孩子的行为激发了成人的焦虑。这位母亲应先不要忙着处理孩子的行为，等自己内心的焦虑平息以后，再采取合适的措施。可以每周给孩子一个时间，让他说出自己有什么购买愿望，讨论哪些愿望可以很快得到满足，哪些愿望需要等待，哪些愿望必须具备孩子改变自己的先决条件（当然是让他稍做努力就能达到的）。这样，孩子就可以通过正当方式实现自己的物质愿望，也就懒得再去冒偷拿钱的风险。

帮助孩子构建新的乐园

"我的孩子从小就对学习无所谓，如果在班里考得不太好，我们说他'你怎么考得这么差呢'，孩子会说'还有比我更差的'，好像没有什么上进心。现在孩子已经上初三了，但是最近在同伴鼓动下，开始迷上玩电脑，整天泡网吧，我们非常着急。后来他父亲害怕孩子由于总泡网吧会结识一些不三不四的人，就在家里给他买了一台电脑，这样孩子就不去网吧了。但是慢慢发展到孩子的生活里全是电脑，整天在电脑上玩各种网络游戏，通过网络游戏结识了一大帮网友，手机、QQ 号总是不停地需要用家里的电话去充值。他父亲觉得这样下去一是很花钱，二是费精力，三是结识太杂，最关键的是不务正业。他父亲非常生气，于是找孩子谈话：'我最瞧不起的就是一个不能够管理自己的人，你应该知道现在该做什么。'但是令父亲没有想到的是，这次谈话以后，儿子变得不搭理父亲了，好像交流也不是很多，而且还开始装模作样了。父母钥匙一响，儿子就把电脑关了装作学习，父亲一走，儿子又把电脑打开玩。我们非常生气，难道我们的儿子天生就是一个不爱学习的孩子？为什么他对学习是这样的态度？"

不要说一个初三的孩子，就是家长也难免玩游戏入迷，因为游戏里有快乐体验、冒险体验、恐惧体验等，现在的网络游戏做得美轮美奂，让人身临其境，格斗、冒险、战略、竞技等游戏都让人着迷。

怎么对待迷上网游的孩子呢？具体来看上述案例中提到的这个孩子，游戏成了主导他生活的快乐，他的父母可以考虑如何用别的快乐来代替孩子玩游戏得到的快乐。有三方面要考虑。

第一，要重新帮孩子建构更多兴趣。比如运动、打球、和同龄孩子玩、阅读、音乐、艺术以及交往的快乐。可以跟邻居下下棋、打打牌，这也能增加快乐。

第二，要增加孩子某方面的优越感，要帮助孩子找到他的优越感。优越感是孩子成长必需的情绪，孩子需要觉得自己还行，父母就要帮他建构自己还行的感觉。

第三，要树立规则。比如，玩游戏可以，但要有时间概念，周末可以玩两个小时，家长也可以跟孩子一块儿玩，但是过了这个时间，就不能玩，不能开电脑，不能上网。

要管理孩子就需要通过和孩子谈判得到他的认同，而不是不听孩子的说法和想法去强迫他。强制执行时，必然会让孩子在心理上排斥父母。比如可以与孩子协商玩游戏需要多长时间，这些时间怎么安排，是每天下午还是晚上，等等。约定好了以后，父亲和孩子达成协定，父母要求孩子"要说到做到"。实际上，这就是在锻炼孩子的自我管理能力，自我管理就要从小事情开始，如果他能够管理得很好，家长可以允许孩子适当增加玩游戏的时间。相反，如果家长完全拒绝孩子玩游戏，孩子就会偷着玩，结果反而不好，倒不如跟他协商。

扫码看视频

高质量陪伴

第五节

给予选择权，是送给孩子最好的礼物

在这个自我意识高涨的时代，父母不能再固守权威的城池了，因为从小被使唤惯的孩子，等到他必须自己做决定的时候会措手不及。

我常告诉那些有听话、乖孩子的家长，不要高兴得太早，除非他希望孩子一辈子都做一个唯唯诺诺的人，只能跟着人家走。相信每一个做父母的都希望自己的孩子能有责任感，能独立思考，能独立自主。这就必须从小培养他面对事实，自己决策，自己解决困难。

我接诊过一个男孩儿，一米八的个子，长得一表人才，真是人见人爱。但是这个孩子来找我的原因不是一表人才，而是他一点儿愿望都没有。问他将来准备干什么？他说，随便，干什么都行。问他现在每天都干些什么？他说，没干什么。父母很着急，说他每天就这样无所事事，也不想上学，也没有整天玩游戏，也不出去找同学，也没有什么爱好。我了解到这孩子的父亲常年外出工作，孩子的母亲在家陪伴着他长大，妈妈和孩子交流时经常爱说的一句口头禅："费那劲干啥？懒得想！差不多就行了！"可想而知孩子从小没有养成思考的习惯，更谈不到选择了。

把选择权交给孩子

首先父母必须把选择权交还给孩子，信任孩子有能力做他自己的主人，无论任何人都必须自己走自己的路，与其一天到晚紧张兮兮地盯着孩子，干涉他做这做那，不如让他自己去做，父母也落得轻松。就如上补习班、课后班一事，大多数父母是一把抓，反正是我出钱，你消费，你只管听我的就是，不能有自己的思考和意见。到头来孩子怨声载道，来个撒手锏——"不去就是不去"，反而浪费钱又伤亲情。倒不如坐下来听听孩子的意见，帮助他分析后，让他自己决定要学什么，到哪里学。

其次要多给孩子机会，相信他有足够的能力来发展自我，在不同的年龄阶段给予孩子不同的责任，并依据孩子的性格提供不同的机会，让他从中领悟、学习，进而培养孩子的思考力及决策力，慢慢地，孩子便学会自己做主了。

或许你会觉得凡事让孩子自己做主，好像父母的责任少了，父母在偷懒。其实这是父母故意给孩子创造机会，让他把能力表现出来。如果父母不放手，就无法知道孩子的能力有多大，而且孩子的潜能是无穷的，越开发就越有能力。

在很多家庭互动中，父母做得越少，孩子就做得越多。如果舍不得让孩子尝试、劳动，那就必须长久为孩子做，直到做不动，孩子也无法得到成长。因此，聪明的父母何不轻轻松松地把选择权还给孩子，并让孩子知道即使决定错了也没有关系，有错误才有改进，有改进才有机会成功！

教给孩子选择的智慧

这是一个令人振奋的时代，在这样一个大环境中，每个人都面临着选择，都拥有选择的权利。尤其在中国，这个选择的时代更是难能可贵的。今天的中国学生有机会享受先进的教育，同时不必担心生活、安全和温饱问题，他们能够通过互联网获取世界各地的信息，在毕业后拥有众多可以自主选择的就业机会。虽然生活在这样优越的大环境中，但仍然有许多学生时常遇到迷茫，仍然有各种各样的问题。

对于青年学生来说，最重要的不是具体的准则或方法，而是在复杂情况下权衡各种影响因素，并以最为智慧的方式做出正确抉择的能力。我把这种能力称为"选择的智慧"，它的思想核心其实就是中国传统文化中传承了两千多年的"中庸"之道。

李开复给中国学生的信中这样说，选择成功的智慧共有 8 种：用中庸拒绝极端；用理智分析情景；用务实发挥影响；用冷静掌控抉择；用自觉端正态度；用学习积累经验；用勇气放弃包袱；用真心追随智慧。这些智慧也需要我们好好揣摩和体会。

教孩子正确选择伙伴

当看到孩子与"坏孩子"经常在一起玩时，为人父母者是无法容忍的。那些"坏孩子"往往不喜欢上学、喝酒抽烟、学习成绩差、没有礼貌。孩子可能会说，这些人比其他人对他更好，就是喜欢和他们在一起。

父母要对孩子和社会上的"不良少年"交往的潜在危险提早做出预警。告诉孩子友谊的价值所在，帮助孩子对这段友谊进行评估。让他回答一些基本问题，比如这段友谊是互惠的吗？是安全的吗？这些问题会帮助孩子认识自己的需要，引导孩子树立好的价值观和人生观。

同时，直接面对负面问题。如果孩子和伙伴一起干了坏事，不应回避，直接面对这一问题然后积极解决。表达你的想法，同时努力了解孩子之所以和这些伙伴交往的真正需求。

解决孩子和伙伴之间发生的小冲突，制定各种交往规则，能有效避免更大冲突的出现。比如，让孩子完成家庭作业，给他布置些家务事并督促他完成，晚上按时睡觉等，这些似乎是小办法，但对于积极的家庭关系的维系却非常重要。你还可以当着他的伙伴的面明确表示反对他们的交往，这样就为孩子拒绝他们的邀请提供了借口："我爸妈不让我和你们玩。"

孔子把朋友划分为损友和益友："友直，友谅，友多闻，益矣；友便辟，友善柔，友便佞，损也。"正直、宽容和知识渊博的朋友被定义为益友，而脾气暴躁、优柔寡断和心术不正的朋友则被定义为损友。当孩子结交小伙伴时，以孔子的这种划分为依据，就会大有裨益。

对孩子的表现，包括交友，最重要的是信任，而不是简单套用自己的价值观，一味粗暴地呵斥和责怪。尤其不能给他的伙伴随便贴上"坏"的标签，简单地要求孩子马上和他的伙伴断绝来往。

教孩子学会理性消费

生活中离不开消费，因此父母教育孩子学会消费是非常重要的，而如何让孩子学会理性消费则是消费观教育的重点。

准确地说，钱的作用在于通过购物、缴费等活动达到其他目的，例如，购买吃穿物品能使人得以生存；用钱交纳学费能让孩子受到教育，从而获得发展；通过捐款助人而得到精神上的升华。

父母不能奢望孩子完全理解金钱的作用，但在教孩子认识金钱的时候，要注意让孩子树立"钱是有用的，但钱不是万能的"意识。

教育专家指出，孩子乱花钱时，父母对于孩子的不正确消费行为光采取责备的态度是不够的。要教给孩子如何列举决定的依据、如何进行分析比较、如何做出正确的选择，应该综合各方面的知识来引导孩子正确消费。如外出要乘车时，可以和孩子商量选择途中风景较好的一段路下车，徒步前往目的地，在途中一边欣赏风景，认识各种花草树木，一边说说唱唱，或玩成语接龙、说反义词等游戏，让孩子体会徒步前往的乐趣，事后再与孩子算笔账，通过一起步行，少坐一段路的车，省了多少车钱，省下的钱可以转做什么用途。

父母应该有意识地培养孩子独立消费的能力。孩子良好的消费习惯和丰富的消费知识要靠生活中的积累和培养。而孩子的消费权益不仅要靠家长的关心和保护，更要让他学会自我保护，因此一定要引起重视，早一点为孩子培养良好的消费观念。

现实的问题是，家长在为孩子花费的过程中有太多不理性消费，比如滥报培训班、过度教育投资、不遗余力地满足孩子的各种愿望等，这些不考虑"投资与回报"的消费，对孩子的成长极为不利。

孩子的成长需要经验

从文化积淀、工作经验和生活经历等各方面来讲，父母的经验都比孩子丰富，所以遇到问题时，父母基本上可以对困难进行比较全面的衡量，但如果把选择的结果直接传递给孩子，没有让孩子自己进行选择、权衡的环节，孩子一般不会接受。

对孩子来说，成长的过程必然要走弯路。孩子不可能一出生就是听话的孩子，如果他长大以后很多体验都没有尝试过，有一些该犯的错误没有犯过，也没有挫败，那么这样的孩子实际上是没有能力的。孩子知道父母说得对，但还是无意识做一些看起来有点不对的事情。为什么会这样呢？因为孩子的成长需要这些体验，这些东西对孩子就像养分一样。比如因为做了某件事情被老师惩罚，孩子就会印象深刻，就知道要守规矩，知道这事后面有一个秩序，要遵守游戏规则，不遵守就要受到惩罚。这样的经验很重要，如果完全地"听话"，什么错误都不犯，就会什么成长的经验也没有。

当一个人的行为与其他人的痛苦或快乐产生了因果联系，自己对这种联系很看重的时候，就会产生责任心。学生在课堂上讲话会影响其他同学，如果他有责任心就不会在课堂上讲话了。

孩子的成长需要家长依据孩子的生理、心理年龄进行循序渐进的引导。

我女儿，初中毕业时突发奇想要去做蛋糕师，我觉得这个决定肯定不靠谱（她当时正处在思维想法都很奇特的年龄段），但我也不想就直截了当地打击她，我跟她说："你看你们一起玩大的小朋友都上高中，你也一起上高中吧，不然自己多孤单呀？等高中毕业了再去当蛋糕师也不迟啊！"她就接着去读高中了。高中毕业了，高考后她又要去做蛋糕师，要去报"能烤蛋糕的学校"，一是没有合适的专业（我也没有帮她好好找相关专业），二是我还在继续动员她，既然高考成绩不错就先上个大学，拿个大学文凭，至少毕业了有一个就业的入门证啊！她就接着读大学了。她大学毕业以后还想去做蛋糕师，正好有机会找了个工作。"先有份收入吧！"我开导她，"想做蛋糕那就开个店，算作副业吧。"结果到现在她还在天天上着班，偶尔在家里做做蛋糕。现在她已经成家了，在面对现实生活的同时，还保留着那个遥远的梦想——开一家自己的蛋糕店。

她经常跟别人说："孙悟空还是没能跳出如来佛的手掌心。""一直觉得自己是按照自己的想法活着，挺自主的，也挺开心，回过头想想，几乎所有的选择似乎都是妈妈想要的结果。"但她也承认，如果妈妈不阻挠，她也许真的辍学去开蛋糕店了。

其实不管是妈妈还是爸爸，都不要直接否定孩子的想法，认为幼稚、不现实、异想天开等，只有在肯定他想法的同时给予一些新的更有吸引力的建议，孩子的逆反心理才会减少。

扫码看视频

花生可乐效应

第六节

方法用对，隔代也能教出好孩子

以下是两个隔代养育的案例。

案例 1：怀孕时，婆婆虽然对我照顾周到，但是一切出发点都是围绕我肚里的孩子，她总说你应该吃什么，做什么，这样对宝宝才有好处。现在我的孩子降生了，婆婆有一套她养孩子的经验，但和我的方法有很大的差异，我们常常因为这事闹得很不愉快。我觉得她的方法早已过时，可是碍于情面，我又总不敢多说，怕伤和气。我心里确实觉得很憋屈，我该如何面对？

案例 2：我们俩是双职工，是倒班员工，有一个可爱的孩子。为了照顾孩子，我们俩有意识地在排班中尽量保证一个人上班，一个人休息。家里的老人也帮着我们带孩子。孩子小的时候，问题不太突出，孩子大了，要开始上学了，分歧就凸显出来了。我们一方的老人在农村，另一方的老人在城市里，为了孩子的教育问题经常吵架，互相指责对方做法不对，不负责任。该怎么办呢？

其实亲子关系中的很多问题都是从婚姻关系中的问题延续下来的。这两个案例都有这方面原因，在夫妻关系篇中我介绍了夫妻之间的性别差异导致的思维方式、行为风格、情感体验和表达方式等不同，也介绍了其实夫妻吵架、婆媳之争都跟情感需要有关，在这里，我仍然要强调，亲子教育的矛盾是延续着夫妻矛盾而来的，孩子成了牺牲品。

解决隔代养育方式差异问题的关键还是要调整夫妻关系。

隔代养育方式差异背后都有一些婚姻中的一方是否被另一方家庭接纳的前提，接纳者，差异就不凸显。如果原本就存在不接纳因素，当生儿育女后，这个不接纳就被变相以养育方式的差异表现得淋漓尽致。另外，无论是谁，无论什么角色，都不应该把对大人的情绪转嫁给孩子，在孩子面前指责，或给予负性评价，这对孩子的成长，对他将来的婚姻、家庭生活都会产生不良影响，会蒙上阴影。

我不是强调提倡或否认隔代养育。如果父母可以自己带孩子，那是更好的选择。老人其实并不属于小辈的家庭，而是属于和自己伴侣的那个家庭。每个家庭的情况不一样，有的是年轻夫妇双方都需要上班；有的是家里有多个孩子，只靠年轻夫妇实在应付不来，还有的是其他困难。在的确需要帮手的情况下，如果老人乐意来帮忙，综合来讲祖辈是优先的选择，毕竟祖母或外祖母跟保姆比起来，更让人放心一些。

隔代抚养是中国当前广泛存在的一种家庭养育模式，由于两代人养育理念的不同也容易引发一系列的家庭问题。下面我们就从心理学的角度出发，来谈谈两代人如何做到相互理解，将隔代抚养的分歧最小化。

第一点：贯彻执行同一个养育标准。

俗话说，祖辈带孩子靠经验，爸妈带孩子靠书本。年轻一代可能注重孩子智力培养、个性发展，往往会更多地向孩子传递知识，给他更多自由探索世界；而祖辈则更看重吃饱穿暖不出意外，从而给孩子更多的约束。在这个问题上，年轻的父母要和老人充分沟通，达成共识，对于有关孩子的照料保持高度统一，进行分工和明确职责。不同的养育方式妥当处理，对孩子来说，也是学习过程，便于孩子在生活中潜移默化地学会做人的道理。

第二点：避免过度溺爱。

教育心理学主张对幼儿的爱和尊重、对个体发展差异的尊重；主张突出游戏、榜样示范的作用。无论是祖辈还是父母，在养育孩子时，要分清爱和溺爱的界限，不能只有自由而缺乏规则。比如对孩子不合理的撒泼打滚行为，可以采取不打不骂不理睬的冷处理方法，等情绪发泄完了再讲道理；对孩子做得好的地方要及时表扬，这样他慢慢地就会懂得自己该做什么，不该做什么；在面对新事物时，在保证孩子安全的前提下鼓励孩子多尝试、多探索，并让他分享自己看到什么、听到什么、想到什么，理解孩子。

第三点：尊重祖辈的心理需求。

在隔代育儿的大家庭里，要保持和谐的家庭氛围，沟通和尊重显得尤为重要。在养育孩子上，年轻父母往往较为理性，着眼于孩子的品格培养、智力开发等；而祖辈趋于感性，他们疼爱孙辈，往往会竭尽全力去满足孩子的一切诉求。其实，养育孩子的方法不存在绝对的好坏，年轻父母在养育孩子上与老辈有分歧也很正常。但面对分歧时要牢记，大家的出发点都是希望孩子好，要设身处地地站在老人的位置上考虑老人的感受。

发生意见分歧时，宝宝妈妈和外公外婆沟通、宝宝爸爸和爷爷奶奶沟通，往往能达到更好的效果，副作用小。老人牺牲了自己的大部分时间帮忙带孩子，这本身就是对子女的爱和帮助，所以年轻人应满怀感恩之心，尽量让老人感到宽心和安慰。

当祖辈坚持的教育观点或做法不会对孩子带来负面影响时，年轻父母不妨求大同存小异，做出让步；如果是原则性问题，在坚持己见的同时，一定要注意沟通方式，先肯定老人的成绩，再提出意见和建议，这样老人也比较容易接受。

其实很多老人都愿意接受科学的知识，无奈信息渠道比较窄，又有着身为长辈的权威感，不容易听进小辈的建议。如果能够拓宽家庭的信息渠道，通过文章或者外人的专业意见，也许能够更高效地达成共识。

第四点：承担必要的责任。

现在有这样的现象："妈妈生，姥姥／奶奶养，奶奶爷爷／姥姥姥爷来欣赏。"这种模式会对孩子的成长不利。隔代抚养家庭要重视父母与孩子之间的互动、交流，因为孩子对父母的情感需求，是其他任何感情取代不了的。所以不管父母多忙，都要尽量多抽出时间陪陪孩子，不要对孩子的教育和抚养完全放权，图自己省心当"甩手掌柜"。如果实在没有条件和孩子一起生活，也要通过探亲、书信、电话、电脑视频等手段保持交流。缺少父母之爱的孩子很容易因依恋问题产生情感和人格上的偏差，导致对人对物缺乏爱心、暴力倾向和行为偏差等问题。

隔代抚养有诸多优势，如祖辈在养育经验、人生阅历、耐心和时间等方面的优势，有利于儿童养成尊重老人的优良品德。父母也应在孩子的教育中，多与老人交换育儿经验，无论如何都要坚持以孩子身心健康为首要，营造一个有利于教育的、和谐温馨的家庭氛围。

扫码看视频

手心手背都是肉

后 记

这是我多年学习、工作、历练、收获的结晶。

我是石油企业医院的神经精神科医生。从 2003 年"非典"（SARS）时期开始，进企业、走基层，向员工开展主题为"以健康的心态面对 SARS"的讲座，这应该是我从事企业心理健康服务的开始。

原本走出医院走向企业，仅是"预防工作前移"的一种尝试，到一线了解员工的心理健康现状、困惑、烦恼和压力状况，并与员工进行面对面交流、探讨与疏导，传授心理健康知识。开始只是由衷地想用自己的知识去帮助员工解决心理困惑，后来就像进入了一个良性轨道，员工对我的信任增加，对心理知识的需求也不断扩展，企业的要求也不断地提高，我就得跟着员工及企业的需求变化不断探索、研究、解决，一步步就这么自然地做下来，而且越做越广。

在从事企业心理健康服务工作的最初几年，我凭着满腔的热情，凭着所学的专业学科知识，凭着多年积累的教学经验，走进现场、走向员工，颇有当教育者、专家的感觉。而随着我走过的地域越来越广阔、接触的基层越来越广泛、了解的情况越来越多样、深入的现场越来越基层，我常常发自内心地感到了很多无奈，象牙塔里的实验、教科书上的内容、实验室内的数据到了现场根本用不上，我常常像小学生一样向管理者和员工请教："在这样的条件下，你们是怎么坚持下来的？这么艰难的任务，你们是怎么完成的？是什么信念，让你们能够有这样的毅力？"我无数次被一线的石油兄弟姐妹所感动，所震撼！我越来越像个学生，向他们请教怎样处理工作和生活中的难题，用心体会他们的喜、怒、哀、乐，为了他们的高兴而高兴，随着他们的激动而激动，伴着他们的伤感而伤感……

随着进到的企业、走到的现场、遇到的情景、碰到的难题、接受的挑战不断增多，我不断探索、研究与解决，加上系统思维引导及多学科知识交叉集成，慢慢形成了一个立体的、全方位的"企业心理健康促进体系"。这个服务体系的最大亮点及优势是结合了企业运营实际，结合了企业核心价值观、企业文化和职业特点，用心理学原理与技巧指导员工如何应对挑战与压力、如何平衡工作与生活的关系、怎样合理表达利益诉求、怎样搞好上下级关系、如何与家人保持亲情、如何在企业核心价值理念下将个人价值最大化！

对于并不是专业心理学研究者的普通人，有没有必要学习心理学呢？我认为这是非常有必要的。在我从业的 40 年里，我访谈过的企业干部员工已超 10 万人，多年来我在心理咨询工作中听到了来自管理者和普通员工的太多不能与外人倾诉的困惑。这些生活、工作中的困惑让他们迷茫又不知所措，有的人选择粗暴处理这些棘手的问题，有的人选择逃避面对麻烦的关系，不论是粗暴处理还是逃避对待，都无法有效解决根本问题，这些问题如芒在背，时刻烦扰着他们。《孙子兵法》中道："上兵伐谋。"如果说我们深陷于处理问题的鏖战中久久不能脱身，那一定是因为我们没有高明的谋略，而学习并实际运用心理学理论，正是让自己摆脱困境的上上策。

心理学看似晦涩难懂，很多人将它神化为一门玄学。其实，心理学并不是一个居庙堂之高而远江湖的学科，而是与每个人都息息相关的存在。中国有句老话，"人生不如意十之八九。"作为一个感性与理性兼容的人，我们该怎么处理同事关系？如何更好地理解亲人？又如何建立更亲密的亲子关系？其实，只需要利用简单的心理学知识就能有效解决自己碰到的那些不尽如人意的事务。

当今世界正经历百年未有之大变局，我国发展的内外部环境正在发生深刻而复杂的变化，今年恰逢祖国站在"两个一百年"奋斗目标的历史交汇点上，然而新冠肺炎疫情对国内国际经济产生巨大冲击，同时更震荡着我国的石油行业。在这深刻而复杂的形势下，我汇总了多年来咨询过程中遇到的大量案例和被访谈者普遍面对的难题，参考了众多管理者和员工的建议，用通俗易懂的方式解读了其中蕴含的心理学应用技术，最终完成了《企业员工心理健康手册》。

人生是一个过程，心理也是一个过程。回顾自己六十年的成长历程，亲情、友情、爱情让我体会了温暖，得到了快乐，获得了成就，分享了尊重。

作为企业心理健康促进者，我有大量的咨询经验，这些都有助于我形成符合企业特色的学术观点。我因此要感谢很多人。

感谢这么多年来那些带我走进基层、让我了解企业文化的领导。是他们带我走出医院，走进为企业员工服务的另一个领域，拓宽了我的视野，让我从一个单纯的医生蜕变成为一个企业职业心理健康促进者。

感谢曾经向我咨询的管理者、员工以及他们的家属。我接触到的每一位企业人，都为我提供了宝贵的第一手资料和意见。是他们让我了解了需求、获得了灵感、得到了升华！毫无疑问，他们会从我的工作中、手册里认出自己的言语、观点和理念。

成长历程中的每一份付出都为我带来新的收获，每一次挫折都使我更加成熟，感谢挫折对我的磨砺，感谢恩师对我的指导，感谢领导对我的肯定，感谢同事对我的帮助，更感谢家人给予我的温暖和呵护。

我一直享受着众多领导、同事和朋友的关爱与祝福。

不仅感谢大家的见解，而且感谢大家的支持和友谊。

另外，我真诚地希望员工朋友能够把使用这本手册时发现的问题反馈给我，以便我进一步完善及提高自己的理论水平和实践技能，同时也欢迎员工朋友批评指正。

　　我的电子邮箱：tanpf@vip.sina.com。

　　我承诺：我会遵守职业道德，对于员工的来信，在没有授权的
情况下，遵循保密原则，敬请放心

檀培芳

2020 年 5 月